Ellen Heidböhmer · Heilendes Gemüse

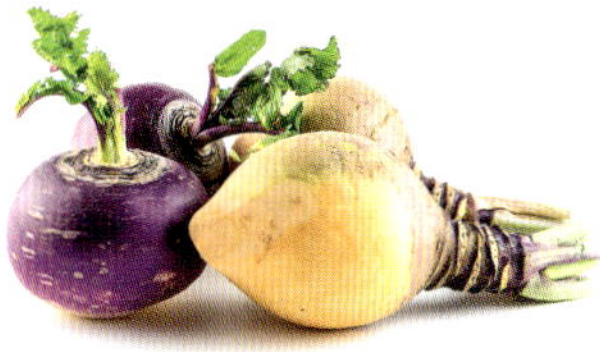

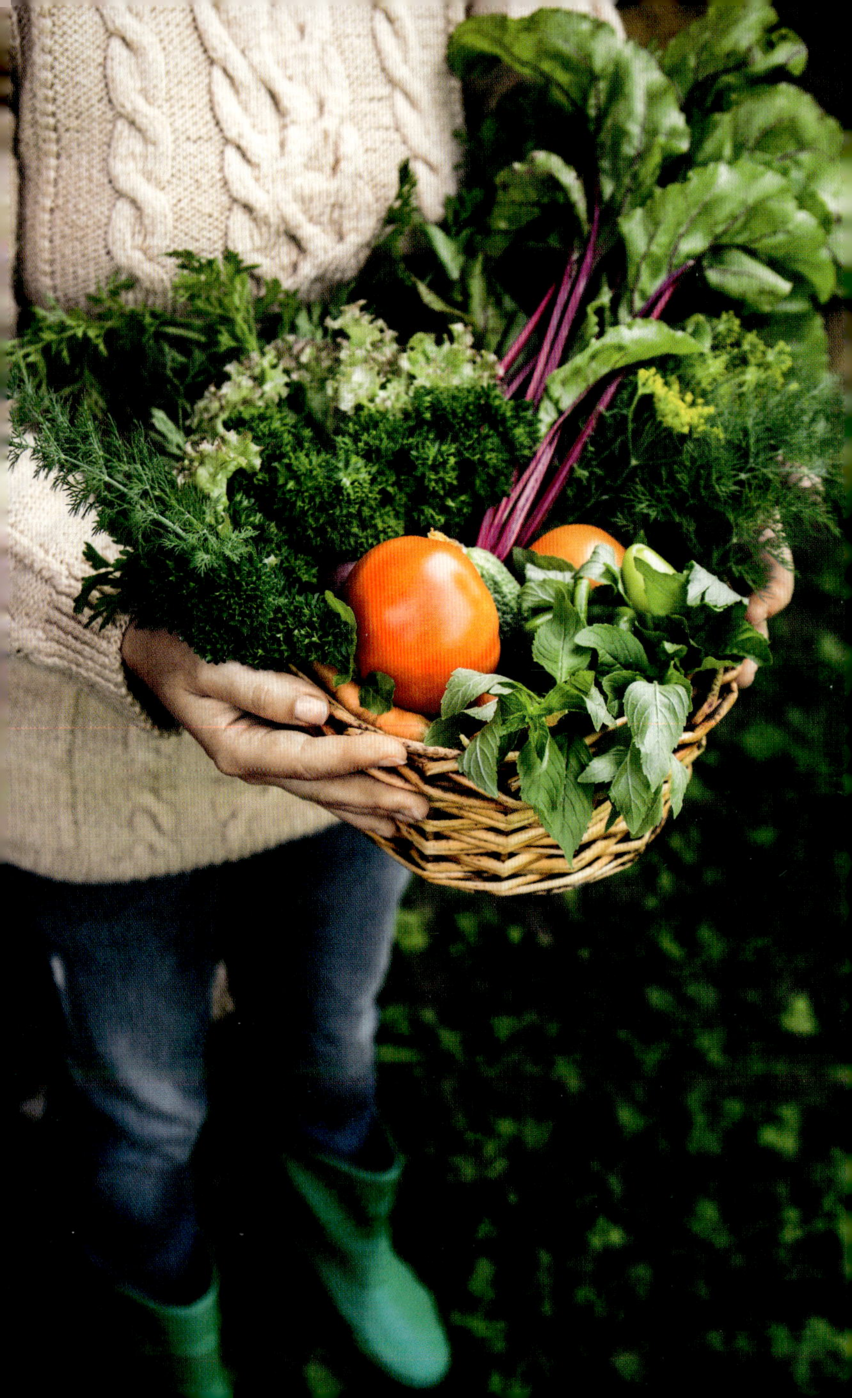

Ellen Heidböhmer

# Heilendes Gemüse

Natürlich gesund mit alten Gemüsesorten

herbig

## Bildnachweis

Mit 5 Abbildungen von AddobeStock (Seite 39-eflstudioart, 49-lemélangedesgenres, 61-Viktor Pravdica, 97-Nata Bene, 103-vitalymateha) und 12 Fotos von Shutterstock.

## Impressum

Umschlaggestaltung von STUDIO LZ, Stuttgart, unter Verwendung von 3 Fotos von Shutterstock (Lotus Images, Enlightened Medics, AlesiaMax589).



Unser gesamtes Programm finden Sie unter **kosmos.de/herbig**

MIX
Papier aus verantwortungsvollen Quellen
FSC® C015829

Gedruckt auf chlorfrei gebleichtem Papier


ISBN 978-3-96859-008-0
Projektleitung und Bildredaktion: Nicole Janke
Redaktion: Michaela Zelfel, Tegernsee
Gestaltungskonzept, Gestaltung und Satz: DOPPELPUNKT, Stuttgart
Produktion: Hanna Schindehütte
Druck und Bindung: Printer Trento
Printed in Italy/ Imprimé en Italie

# Inhalt

# Das wiederentdeckte Traditionsgemüse

*Fortschritt ist, wenn das Gemüse wieder wie zu Großmutters Zeiten nach Gemüse schmeckt.*

Walter Ludin, Schweizer Journalist (geb. 1945)

Von den mehr als 30 000 Arten von Nutzpflanzen, die es auf der Welt gibt, werden heute weniger als zehn Gruppen als Grundnahrungsmittel verwendet. Der Rückgang der Sortenvielfalt in den letzten Jahrzehnten ist auf den Wochenmärkten und in den Supermärkten deutlich zu erkennen. Darunter leidet oft auch die Qualität. Wer hat sich nicht schon im Supermarkt über wässriges oder »nach nichts« schmeckendes Gemüse geärgert? Oder darüber nachgedacht, wie zeit- und ressourcenaufwendig der Import von Gemüse vom anderen Ende der Welt ist?

Nicht zuletzt wegen Geschmack und Nachhaltigkeit setzen immer mehr Menschen auf Altbewährtes, regionale Erzeugung und gute Qualität. Neben alten Getreidesorten wie Einkorn, Emmer und Khorasan erleben alte Gemüsesorten wie Haferwurzel, Steckrübe und Topinambur eine Renaissance. Mag auch der Anbau nicht so lukrativ und ertragreich sein, können sie es in puncto Geschmackserlebnis und gesundheitsförderliche Wirkung locker mit den »modernen« Sorten aufnehmen. Ein weiterer Pluspunkt ist ihre geringe Anfälligkeit gegenüber Krankheiten und Schädlingen. Und interessant sind die genetischen

Ressourcen der alten Pflanzen im Hinblick auf weitere Züchtungen.

Seit der Nachkriegszeit ist viel Wissen um die Eigenschaften und die Zubereitung der alten Sorten verloren gegangen. Ich will Ihnen aufzeigen, wie viel Gesundes in Gelber Bete & Co steckt, und dazu beitragen, dass sie ihren wohlverdienten Platz im Küchengarten und auf dem Speiseplan zurückerhalten.

Wussten Sie zum Beispiel, dass Gelbe Beten das Immunsystem stärken, entzündungshemmend wirken und den Stoffwechsel anregen? Oder dass Pastinaken den Appetit fördern, gut für die Nerven sind und sogar Fieber senken können? Mit einer großen Portion Petersilienwurzel decken Sie Ihren gesamten Tagesbedarf an Vitamin C. Stielmus ist im Winter eine hervorragende Vitaminquelle. Topinambur stärkt die Knochen, was besonders für Frauen in den Wechseljahren interessant ist. Dies sind nur einige der zahlreichen und vielfältigen Heilwirkungen.

Ich stelle Ihnen eine Auswahl alter Gemüsesorten in ausführlichen Porträts vor, zeige Ihnen auf, welche Heilkraft in dem alten Gemüse steckt, und gebe Ihnen nicht zuletzt einige Heilrezepte an die Hand, die Sie beim Gesundbleiben und Gesundwerden unterstützen. Auch Hobbygärtner kommen auf ihre Kosten. Das Extrakapitel »Alte Gemüsesorten selbst anbauen« erklärt, wie die meisten Sorten im Garten oder auf dem Balkon unkompliziert zu ziehen sind. Im Kapitel »Kochen mit dem Traditionsgemüse« schließlich finden Sie überliefertes Ernährungswissen unserer Großmütter, Hinweise zur Verwendung und Verarbeitung der einzelnen Sorten und einige köstliche Rezeptideen. Ich wünsche Ihnen viel Freude beim Lesen, Ausprobieren und Kochen und natürlich viel Gesundheit mit dem heilenden Gemüse.

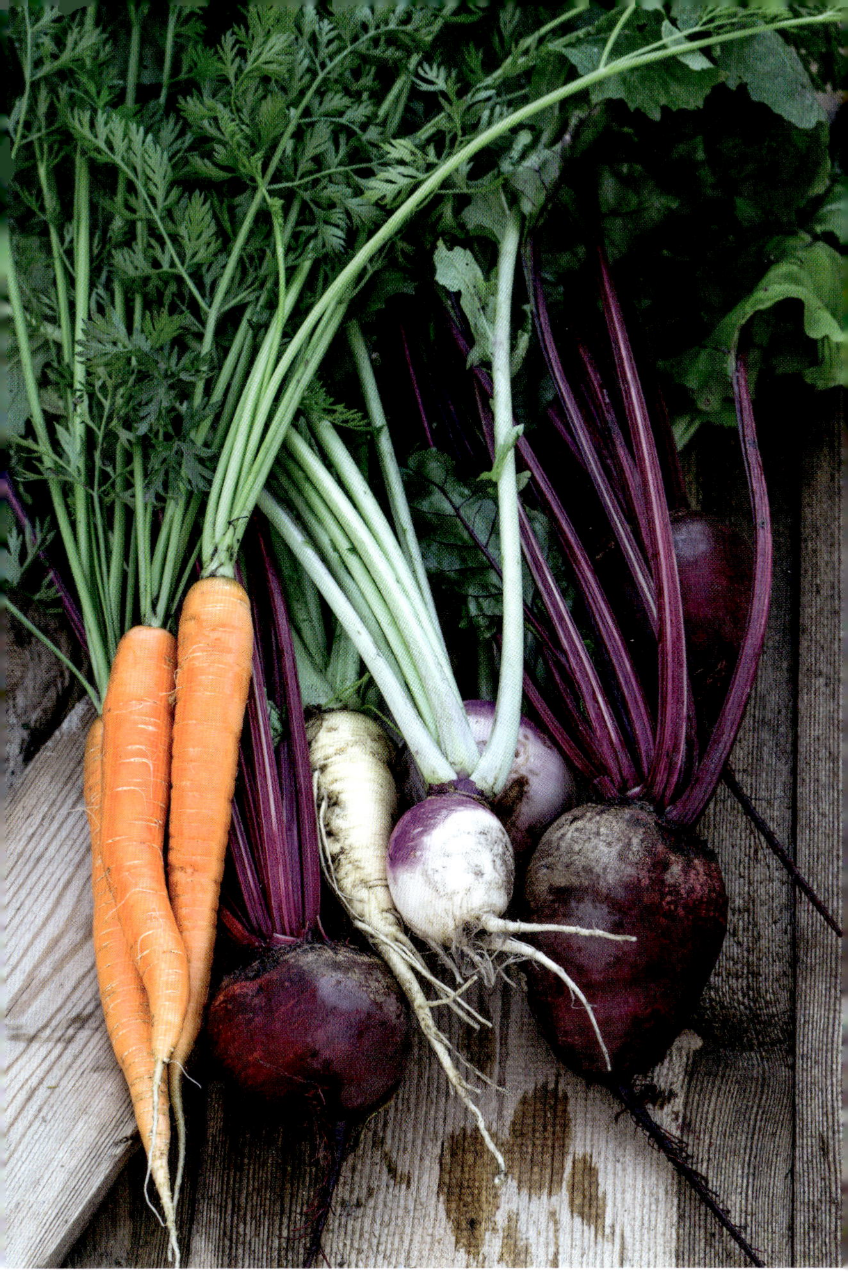

Altes Gemüse punktet in Sachen Vielfalt, Farbe und Geschmack.

# Alte Gemüsesorten im Porträt

Wie gesund ist die Steckrübe? Welches alte Gemüse eignet sich am besten für eine kalorienbewusste Ernährung? Bekomme ich genug Vitamine und Mineralstoffe, wenn ich alte Gemüsesorten auf meinen Speiseplan setze? Die Antworten auf diese Fragen bekommen Sie in diesem Kapitel. Außerdem werfen wir einen Blick auf Namensherkunft, Geschichte, Mythologie und überlieferte Heilwirkungen.

---

Die aufgeführten Inhaltsstoffe beziehen sich jeweils auf 100 Gramm. In Klammern ist angegeben, zu wie viel Prozent der Tagesbedarf eines Erwachsenen gedeckt wird.

---

## Gartenmelde

Die Standorte der Gartenmelde (Dungstellen, Misthaufen und Wege, über die das Vieh getrieben wird) lassen die Pflanze nicht gerade attraktiv erscheinen. Verstärkt wird dieser Eindruck noch durch die weißen Flecken auf den Blättern, die an Mehltau erinnern. Tatsächlich ist die Melde jedoch ein Kraftpaket für Gesundheit und Wohlbefinden. Mit einem Wassergehalt von ca. 90 Prozent, 27 Kilokalorien, reichlich Ballaststoffen und sehr wenig Fett eignet sie sich hervorragend für eine leichte, gesunde

Ernährung. Schon eine Portion von 70 Gramm deckt Ihren gesamten Tagesbedarf an Vitamin C. 100 Gramm täglich versorgen Sie mit Vitamin A (76 %), Eisen (40 %) und Magnesium (34 %).

## Botanische Informationen

Wissenschaftlicher Name: Atriplex hortensis
Familie: Fuchsschwanzgewächse (Amaranthaceae)

Eine bedeutende Melde-Art ist übrigens Quinoa, auch als Reismelde bekannt. Verwandt ist die Gartenmelde außerdem mit Echtem Spinat, Erdbeerspinat, Gutem Heinrich und Roter Bete.

Die Melde hat einen geringeren Oxalgehalt als Spinat und ist daher sehr gut bekömmlich. Im Gegensatz zu Spinat, der bei Hitze zu blühen beginnt und dann nicht mehr verzehrt werden kann, lässt sich Melde im Sommer durchgehend ernten.

## Namensherkunft

Der Name Melde hat sich aus dem althochdeutschen Wort *melta* (verschiedene Gänsefußgewächsarten mit mehlig bestäubten Blättern) über das mittelhochdeutsche *melde/melte* entwickelt. Auch wird ein Zusammenhang zwischen dem Namen und dem milden Geschmack vermutet. Der lateinische Name *Atriplex* (dreifach) weist auf die dreieckige Form der Blätter hin.

Andere Namen für die Gartenmelde sind Maiflitsch, Molkenkraut, Spanischer Salat und Spanischer Spinat.

## Geschichte

Die in Vorderasien beheimatete Melde gehört zu den ältesten bekannten Kulturpflanzen. In der Bibel findet sie Erwähnung im Buch Hiob: »Sie pflücken die Salzmelde beim Gesträuch und

Ginsterwurzeln sind ihre Speise.« (*Zürcher Bibel,* Hiob 30.4) Um 600 n.Chr. ist die Gartenmelde in der *Etymologia* des Isidor von Sevilla und um 800 n.Chr. in der Landgüterverordnung *Capitulare de villis* von Karl dem Großen aufgelistet.

Archäologische Funde von Vorblättern und Samen im römischen Ostkastell Welzheim in der Nähe von Stuttgart lassen sich auf 180–260 n.Chr. datieren.

Im Laufe ihrer Geschichte wurde die Melde nicht nur als Gemüse- und Salatpflanze, sondern auch als Heil- und Zierpflanze (Rote Melde) sowie als Färberpflanze (zum Schwarzfärben von Haaren und Stoffen) genutzt.

Im 12.Jahrhundert verdrängte der Spinat die Melde, und sie verlor allmählich als Nahrungsmittel ihre Bedeutung. Heute ist sie den meisten Menschen nur noch als stark wucherndes und schwer auszureißendes Ackerunkraut bekannt. Selbst ausgerissene Pflanzen wachsen wieder an, wenn die Wurzel ein wenig Bodenkontakt hat.

## Heilkunde und Mythologie

Der griechische Arzt Hippokrates von Kos (ca. 460–370 v.Chr.) empfahl die Melde bei Schmerzen der Gebärmutter. Außerdem sollten die Samen zusammen mit Knoblauch und Honigwasser abführend wirken und Brechreiz auslösen.

In der Volksheilkunde heißt es: Melde beruhigt und erweicht die Haut. Sie kommt bei geschwollenen Drüsen, Verhärtungen und Geschwüren zum Einsatz und soll auch bei brüchigen Nägeln und träger Verdauung helfen.

# Gelbe Bete

Die in unseren Breiten noch wenig bekannte Schwester der Roten Bete ist ein echtes Superfood: Mit einem Wassergehalt von 89 Prozent, 32 Kilokalorien, reichlich Ballaststoffen und fast keinem Fett ist sie ausgesprochen gut bekömmlich und eine der besten Gemüsesorten für eine leichte, gesunde Ernährung. Als hervorragender Vitamin-C-Lieferant bringt sie uns gesund und fit durch den Winter. Auch die restlichen Inhaltsstoffe können sich sehen lassen: Eisen, Natrium, Zink sowie die Vitamine A, E und K.

## Botanische Informationen

Wissenschaftlicher Name: Beta vulgaris
Familie: Gänsefußgewächse (Chenopodiaceae)

Die runden oder birnenförmigen Gelbe Beten schmecken im Vergleich mit Roter Bete milder und süßer.
Verwandte der Gelben Bete sind Mangold und Zuckerrüben.

## Namensherkunft

Der Name leitet sich ab vom lateinischen Wort *beta* für Rote Rübe.

## Geschichte

Die weißen und gelben Farbvariationen der Bete sind erst seit dem 16. Jahrhundert bekannt. Sie stammen aus dem Mittelmeerraum und werden in Ländern mit gemäßigtem Klima angebaut. In unseren Breiten wird Gelbe Bete v. a. als Wintergemüse geschätzt.

## Heilkunde und Mythologie

In der Antike wurden die Blätter der Vorläufer der heutigen Bete verwendet, um Infektionen und Hautentzündungen zu behandeln.

Der Schweizer Arzt Paracelsus (1493–1541) empfahl Gelbe Bete zur Steigerung der Abwehrkräfte.

# Guter Heinrich

Wer den Guten Heinrich auf Brachflächen und in der Nähe von Viehställen entdeckt (häufig in einer Einheit mit der Klette), weiß oft gar nicht, welch gesundheitliches Kraftpaket er da vor sich hat. Schon 50 Gramm decken den gesamten Tagesbedarf an Vitamin C. Außerdem enthalten die Blätter und Triebe nennenswerte Mengen an Eisen und Kalium. Mit einem Wassergehalt von fast 90 Prozent und nur 20 Kilokalorien ist der Gute Heinrich ideal für eine leichte, gesunde Ernährung.

---

Die Pflanze ist vom Aussterben bedroht und sollte daher nicht wild gesammelt werden. Sie kann aber ganz unkompliziert selbst angebaut werden, siehe dazu das Kapitel »Alte Gemüsesorten selbst anbauen«).

---

## Botanische Informationen

Wissenschaftlicher Name: Blitum bonus-henricus (auch: Chenopodium bonus-henricus)
Familie: Fuchsschwanzgewächse (Amaranthaceae)

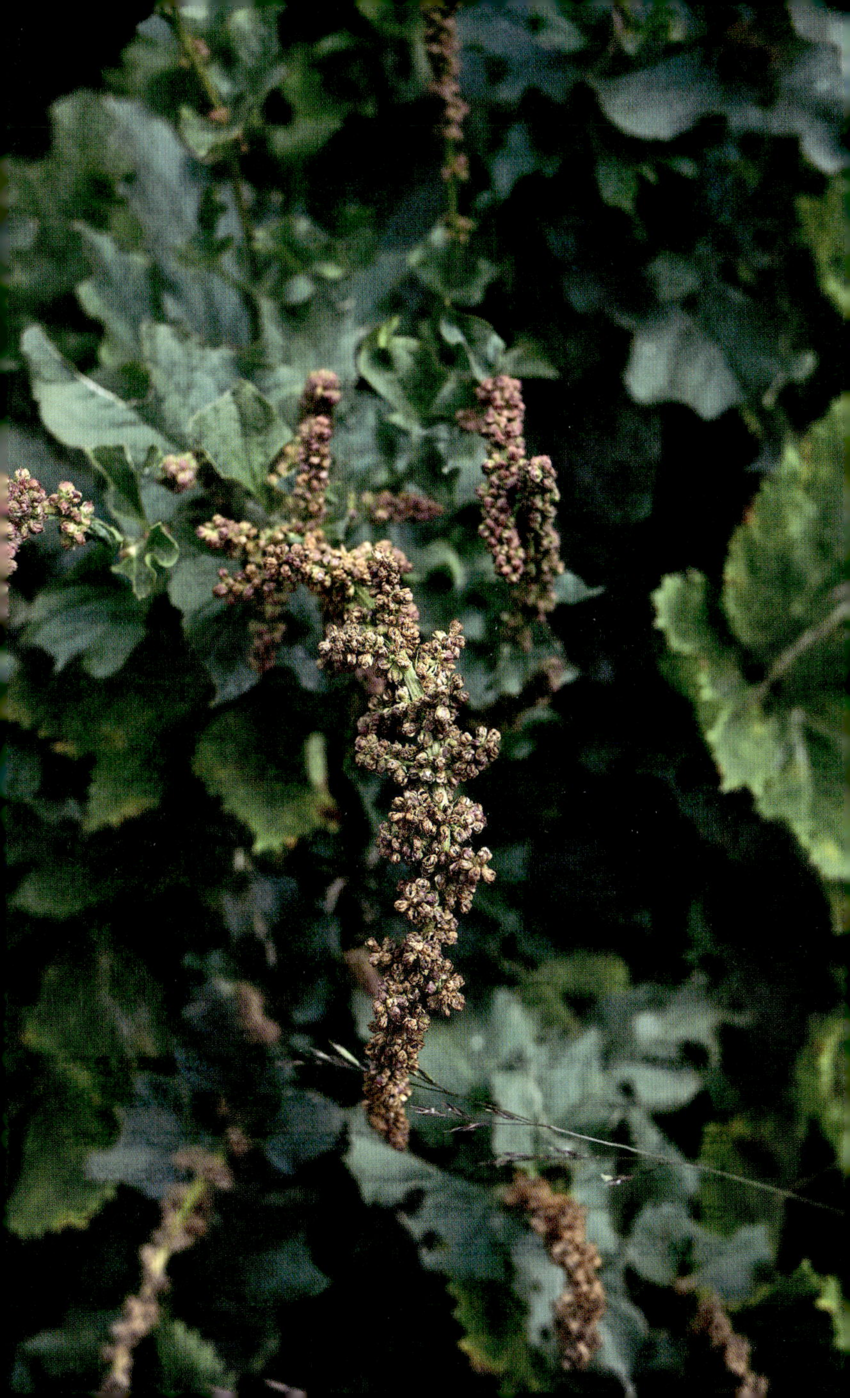

Zu den Verwandten des Guten Heinrichs gehören der Echte Spinat, die Gartenmelde und das Salzkraut, aus dem früher Waschsoda sowie das Backtriebmittel Pottasche hergestellt wurden.

### Namensherkunft

Als Heinrich wurden früher hilfreiche Naturwesen bezeichnet. Der Name Guter Heinrich spielt auf die die Heilkräfte der Pflanze und den Schutz vor bösen Mächten an.

### Geschichte

Der Gute Heinrich stammt aus Mittel- und Südeuropa, wo er auf bis zu 2000 Metern Höhe wächst. Er war als Wildgemüse weitverbreitet und wurde traditionell als Heilkraut verwendet, v. a. zur Behandlung von Wunden und zur Vermeidung von Infektionen.

### Heilkunde und Mythologie

In der Volksmedizin wird der Gute Heinrich äußerlich angewendet bei Abszessen, Geschwüren und Hautentzündungen.

## Haferwurzel

Für eine kalziumreiche Ernährung ist die Haferwurzel eine gute Wahl: Mit einer großen Portion decken Sie bereits ein Viertel Ihres täglichen Bedarfs. Was den Magnesiumgehalt angeht, übertrifft die Haferwurzel sogar die Banane. Sie hat 82 Kilokalorien, enthält so gut wie kein Fett und bietet nennenswerte Mengen an Kalium, Magnesium und B-Vitaminen.

## Botanische Informationen

Wissenschaftlicher Name: Tragopogon porrifolius
Familie: Korbblütler (Asteraceae)

Verwandte der Haferwurzel sind die Schwarzwurzel und der Wiesenbocksbart.

## Namensherkunft

Die Haferwurzel wird auch Austernpflanze, (Purpur-)Bocksbart, Germanenwurzel, Habermark, Hafermaukel, Markwurzel, Milchwurzel oder Weißwurzel genannt.
Der Name Milchwurzel weist auf den Saft der Haferwurzel hin. Die Bezeichnung Bocksbart leitet sich ab von den Zungenblüten, die im verblühten Zustand an den Bart eines Ziegenbocks erinnern.

## Geschichte

Die Heimat der Haferwurzel ist die Mittelmeerregion. Eine der ersten belegten Erwähnungen des Bocksbarts (*tragopogon*) findet sich bei dem griechischen Naturforscher Theophrastos von Eresos (371–287 v. Chr.). Damals galt die Pflanze auch als nahrhaftes Gemüse für Kranke und Rekonvaleszente.

In der Antike wurde die Haferwurzel kultiviert. Bis ins 19. Jahrhundert hinein war sie ein beliebtes und verbreitetes Gemüse. Der Anbau erreichte in den 1850er-Jahren einen Höhepunkt, danach wurde sie allmählich von der Schwarzwurzel verdrängt. In England ist sie häufiger zu finden, hier gibt es noch große Anbaugebiete.

## Heilkunde und Mythologie

Die Volksheilkunde schätzt die blutreinigende, harntreibende und krampflösende Wirkung der Haferwurzel. Außerdem soll die Pflanze Bluthochdruck lindern, die Leber schützen und eine positive Wirkung auf die Nieren haben. Im Mittelalter wurde sie als Stärkungsmittel geschätzt, was sich u.a. an dem Spruch »Habermark macht Buben stark« zeigt.

# Pastinake

Die Pastinake eignet sich sehr gut für die leichte, kalorienbewusste Ernährung sowie als Eiweißquelle für Veganer und als Babynahrung. Sie hat 64 Kilokalorien, besteht zu fast 82 Prozent aus Wasser und enthält nur sehr wenig Fett. Im Vergleich zur Möhre ist sie süßer und eiweißhaltiger und hat viermal so viele Ballaststoffe. Unschlagbar ist sie als Eiweiß-, Kalium- und Zinkquelle.

## Botanische Informationen

Wissenschaftlicher Name: Pastinaca sativa
Familie: Doldenblütler (Apiaceae)

Pastinaken sind eng verwandt mit Möhren und Petersilie. Zu den weiteren Verwandten zählen Dill, Fenchel und Sellerie.

## Namensherkunft

Laut dem griechischen Arzt Dioskurides (1.Jahrhundert n.Chr.) bedeutet Pastinake »Nahrung des Hirsches«. Hirsche fressen Pastinaken, um sich vor Schlangenbissen zu schützen. Auch die

Namen Hammelmöhre, Hirschfraß und Hirschmöhre verweisen auf die Verwendung der Pastinake als Tier- und Viehfutter.

Weitere Bezeichnungen für die Pastinake sind Balsternak, Dickmöhre, Gemeiner Pastinak, Germanenwurzel, Moorwurzel, Pastornak, Spindelwurz, Welscher Persil, Welscher Petersilie und Wilder Dill.

## Geschichte

Die Pastinake gehört zu den ältesten Sammelpflanzen. Ihre Heimat ist der westasiatische Raum. Archäologische Funde von Pastinakensamen belegen, dass die Pastinake schon in der Zeit der Pfahlbauten ab ca. 4000 v. Chr. als Nahrungsmittel genutzt wurde. In Thüringen wurde aus Pastinakenwurzeln süßer Sirup gekocht und als Brotaufstrich verwendet. Überliefert ist auch das Vermahlen der Wurzel zu Mehl. Außerdem stellte man aus Pastinaken Bier und Wein her.

Nach und nach verdrängten die Kartoffel und die Möhre die Pastinake als Grundnahrungsmittel. Heute erlebt sie eine wohlverdiente Renaissance, u. a. wegen ihrer vorzüglichen Eignung als Babybrei und Magenschonkost und wegen ihrer ausgesprochenen Robustheit gegen Krankheiten und Schädlinge.

## Heilkunde und Mythologie

Im 14. Jahrhundert wurde Pastinakensaft als Mittel gegen die Pest gehandelt, daher stammt der Name Pestnacke. Im 16. Jahrhundert empfahl der italienische Arzt und Botaniker Matthiolus (Pietro Andrea Gregorio Mattioli, 1501–1577) die Pastinake als Heilmittel gegen Bauchschmerzen, Fieber, Blasen- und Nierensteine sowie Wassereinlagerungen.

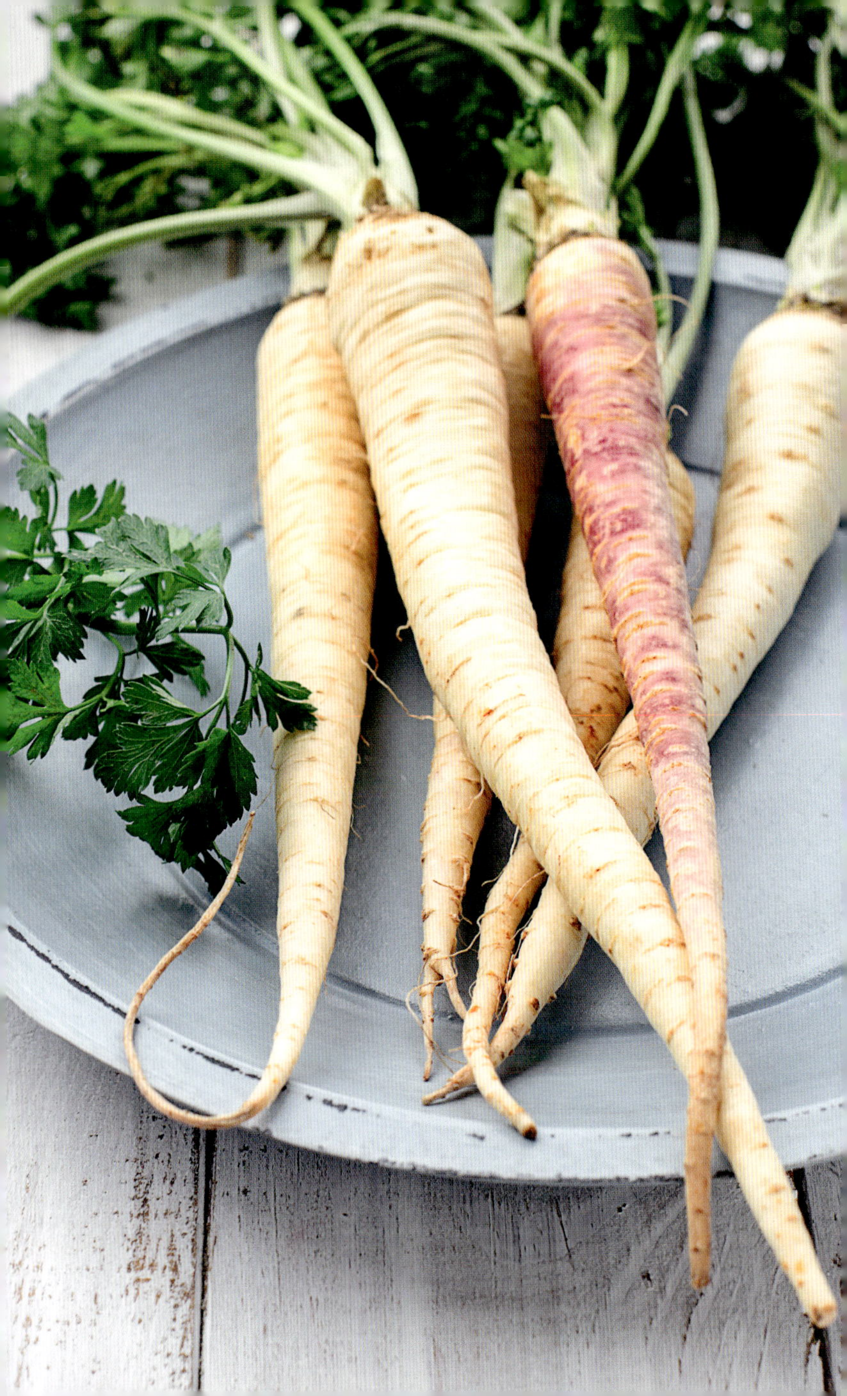

# Petersilienwurzel

Das größte Plus der Petersilienwurzel: Sie ist eine hervorragende Vitamin-C-Quelle. Mit einer großen Portion decken Sie Ihren gesamten Tagesbedarf. Außerdem empfiehlt sich die Pflanze für eine leichte, eiweiß- und ballaststoffreiche Ernährung. Sie besteht zu 88 Prozent aus Wasser, hat 48 Kilokalorien und nur wenig Fett. Sie liefert die Vitamine A, $B_1$, $B_2$, $B_5$, $B_6$, $B_7$, $B_9$ und E.

## Botanische Informationen

Wissenschaftlicher Name: Petroselinum crispum subsp. tuberosum
Familie: Doldenblütler (Apiaceae)

Zusammen mit Blattpetersilie gehört die Petersilienwurzel zu den Unterarten der Petersilie. Ihr intensives Aroma macht sie zu einem beliebten Bestandteil von Gewürzmischungen.

## Namensherkunft

»Petersilie« bedeutet so viel wie »am Felsen wachsendes Doldengewächs« und leitet sich ab von den lateinischen Wörtern *patros* (Fels) und *selinon* (Doldengewächs).

Andere Namen für die Petersilienwurzel sind Garten-Eppichech, Junggesellenkraut, Knollenpetersilie, Kruuskrut, Lungenwurzel, Peterschilling, Peterzimmel, Sechworzel, Suppenkraut, Wurzelpetersilie und Zickzackkraut.

## Geschichte

Die Heimat der Petersilienwurzel ist der nord- und osteuropäische Raum.

‹ Die Petersilienwurzel ist reich an Vitamin C.

Im alten Rom, so heißt es, gab man den Gladiatoren Petersilienwurzeln zu essen, um ihnen Kraft und Energie zu verleihen.

Heute ist die Pflanze v.a. als Bestandteil des Suppengrüns bekannt.

### Heilkunde und Mythologie

Im Mittelalter wurde die Petersilienwurzel zur Behandlung von Blasensteinen und Verdauungsbeschwerden verwendet. Petersilie galt als Aphrodisiakum und sollte die Menschen vor Hexen und bösen Geistern schützen.

In der griechischen Mythologie war die wilde Petersilie Persephone, der Göttin der Toten, der Unterwelt und der Fruchtbarkeit, geweiht. Bei festlichen Anlässen trug man im alten Griechenland Petersilienkränze. Sie sollten der Trunkenheit vorbeugen.

Die Volksmedizin kennt die Petersilienwurzel als Mittel gegen Blasenentzündung und Gelbsucht.

## Pimpinelle

Wenn Sie Wert auf eine leichte Ernährung und eine optimale Versorgung mit Ballaststoffen, Eiweiß und Kohlenhydraten legen, ist die Pimpinelle Ihr Gemüse. Sie besteht zu über 86 Prozent aus Wasser, hat 48 Kilokalorien, sehr wenig Fett und liefert Folsäure, Vitamin C, Kalzium und Kalium.

### Botanische Informationen

Wissenschaftlicher Name: Pimpinella saxifraga (Kleine Pimpinelle), Pimpinella major (Große Pimpinelle)
Familie: Doldenblütler (Apiaceae)

Die Pimpinelle ist mit dem Anis verwandt und ähnelt ihm im Aussehen.

Verwechselt wird sie sehr häufig mit dem Wiesenknopf (Sanguisorba officinalis), volkstümlich auch Pimpernelle genannt. Er gehört zu den Rosengewächsen, wird als Frühlingsgemüse verwendet, und die Blätter schmecken nach Gurken. Typisch für die Echte Pimpinelle ist der Geruch der Wurzel nach Geißbock, daher auch der Name Bockwurz.

## Namensherkunft

Der Name leitet sich vermutlich ab von den lateinischen Wörtern *bipinula* (doppelt gefiedert, hier die Form der Blätter) und *saxifraga* (steinbrechend, vermutlich eine Anspielung auf die Kraft der Pflanze, Nierensteine aufzulösen).

Die Pimpinelle ist auch unter den Bezeichnungen Blutstillerin, Blutströpfchen, Braunelle, Bibernelle, Drachenblut, Herrgottsworte, Körbelskraut, Sperberkraut, Wurmkraut, Magenkraut, und Nagelkraut bekannt.

## Geschichte

Die Heimat der Pflanze ist vermutlich Albanien. Die meisten ihrer ca. 150 Arten wachsen in Afrika und Asien, nur 16 finden sich in Europa. Sie wächst in Höhen von bis zu 1800 Metern.

Schriftlich erwähnt wird die Pimpinelle zum ersten Mal in Kräuterbüchern des 16. Jahrhunderts. Der italienische Arzt und Botaniker Matthiolus (Pietro Andrea Gregorio Mattioli, 1501–1577) empfahl sie gegen Fieber, bei Sehschwäche und zur Milchbildung. Die Pimpinelle wurde lange als Würzkraut angebaut. Die Wurzel dient zur Aromatisierung von Magenbittern.

## Heilkunde und Mythologie

Im Mittelalter trugen die Menschen Bibernelle als Schutz vor bösen Geistern bei sich. Einer Angebeteten heimlich die Wurzel in die Tasche zu stecken, sollte ihre Liebe entfachen.

Die Pflanze galt auch als Mittel gegen die Pest. Überhaupt schreibt der Volksmund der Pflanze eine beachtliche Heilwirkung zu, was sich u.a. in diesen überlieferten Sprüchen zeigt: »Esst Bibernelle und gesundet schnelle.« – »Esst Kranebeer (Wacholderbeeren) und Bibernell, so sterbt's net so schnell.« – »Baldrian und Bibernell hält die Pestilenz zur Stell.«

In der Volksheilkunde wurde die Pimpinelle zur Appetitanregung empfohlen, außerdem sollte sie die Milchbildung anregen und Nierensteine auflösen.

# Portulak

Portulak ist in doppelter Hinsicht ein Superstar: Er weist von allen grünen Blattgemüsen den höchsten Gehalt an Omega-3-Fettsäuren auf und wirkt bei regelmäßigem Verzehr vorbeugend gegen Arteriosklerose, Herzinfarkt und Schlaganfall. Außerdem ist er unschlagbar, was die Vitamin-K-Versorgung angeht: Mit 30 Gramm decken Sie Ihren gesamten Tagesbedarf.

Die Pflanze besteht zu 93 Prozent aus Wasser, ist reich an Ballaststoffen, hat 20 Kilokalorien, nur sehr wenig Fett und liefert Vitamin C, Folsäure, Kalium und Magnesium.

## Botanische Informationen

Wissenschaftlicher Name: Portulaca oleracea
Familie: Portulakgewächse (Portulacaceae)

Bei Portulak handelt es sich genau genommen um Sommerportulak. Als Winterportulak wird das Gewöhnliche Tellerkraut bezeichnet, es ist allerdings kein enger Verwandter.

## Namensherkunft

Der Name leitet sich vermutlich ab vom lateinischen *porcus* (Schwein) oder *porcellus* (Ferkel), daher auch die Bezeichnung Schweinekraut.

Weitere Bezeichnungen für den Portulak sind Ackerpurzel, Burgel, Bürzelkraut, Bürzelkohl, Kuba-Spinat, Kohlportulak, Kreusel, Purzelkraut, Sauburzel und Himmelspförtchen.

## Geschichte

Die Wildform des Portulaks stammt aus dem westlichen Asien.

800 v. Chr. wurde der Portulak bereits als Heilpflanze in babylonischen Schriften erwähnt.

Heute ist er in Indien und im Mittleren Osten eine beliebte Gemüsepflanze. In unseren Breiten galt er lange nur als Ackerunkraut.

## Heilkunde und Mythologie

Der deutsche Arzt Tabernaemontanus (Jakob Diether, 1522–1590) empfahl den Portulak gegen Sodbrennen und gegen sich lockernde Zähne.

# Roter Meier

Mit seiner Größe von bis zu 80 cm und den violettfarbenen Blättern ist der Rote Meier schon von Weitem eine auffallende Erscheinung. Er ist sehr widerstandsfähig gegen Krankheiten und Schädlinge. Sogar Schnecken meiden ihn wegen der rauhen Blätter. Auch in puncto Gesundheit hat er einiges zu bieten: Ähnlich wie Spinat enthält er B-Vitamine, Eisen, Magnesium, Kalium und Kalzium, jedoch keine Oxalsäure und ist so wesentlich bekömmlicher.

## Botanische Informationen

Wissenschaftlicher Name: Amaranthus lividus var. rubrum
Familie: Fuchsschwanzgewächse (Amaranthaceae)

Der Gute Heinrich und der Garten-Fuchsschwanz sind die bekanntesten Verwandten des Roten Meiers.

## Namensherkunft

Woher der Name kommt, ist leider unbekannt.
Ein anderer Name für den Roten Meier lautet Spinatamaranth.

## Geschichte

Die Heimat der Pflanze liegt in Südeuropa. Jahrhundertelang wurde sie als sehr beliebtes Blattgemüse in den Bauerngärten angebaut, dann jedoch von dem deutlich ertragreicheren Spinat vollständig verdrängt. Lediglich als Zierpflanze ist sie vielerorts noch bekannt.

## Heilkunde und Mythologie

Zur Verwendung des Roten Meiers in der Heilkunde gibt es leider keine Informationen. Auch in der Mythologie erscheint er nicht.

# Schwarzer Rettich

Der kleine Bruder des weißen Rettichs punktet mit reichlich Vitamin C und antibakteriell wirkenden Senfölen. Er bringt nicht nur gut durch die Erkältungszeit, sondern ist auch ein leichtes, fettarmes, gut bekömmliches und dabei sehr würziges Gemüse. Schwarzer Rettich besteht zu ca. 90 Prozent aus Wasser, hat 16 Kilokalorien und enthält Kalium, Kalzium und Magnesium.

## Botanische Informationen

Wissenschaftlicher Name: Raphanus sativus subsp. niger var. niger
Familie: Kreuzblütler (Brassicaceae)

Der Schwarze Rettich ist eng verwandt mit den Kohlarten.

## Namensherkunft

Das Wort Rettich leitet sich ab vom lateinischen *radix* und dem althochdeutschen *ratih,* beides Worte für Wurzel.

Schwarzer Rettich ist auch als Acker-, Kriebel- oder Winterrettich bekannt.

## Geschichte

Die Heimat des Schwarzen Rettichs ist der östliche Mittelmeerraum. Bekannt ist er seit ca. 2500 v. Chr.

## Heilkunde und Mythologie

Im Mittelalter waren Saft und Honig aus Schwarzem Rettich beliebte Heilmittel gegen Husten.

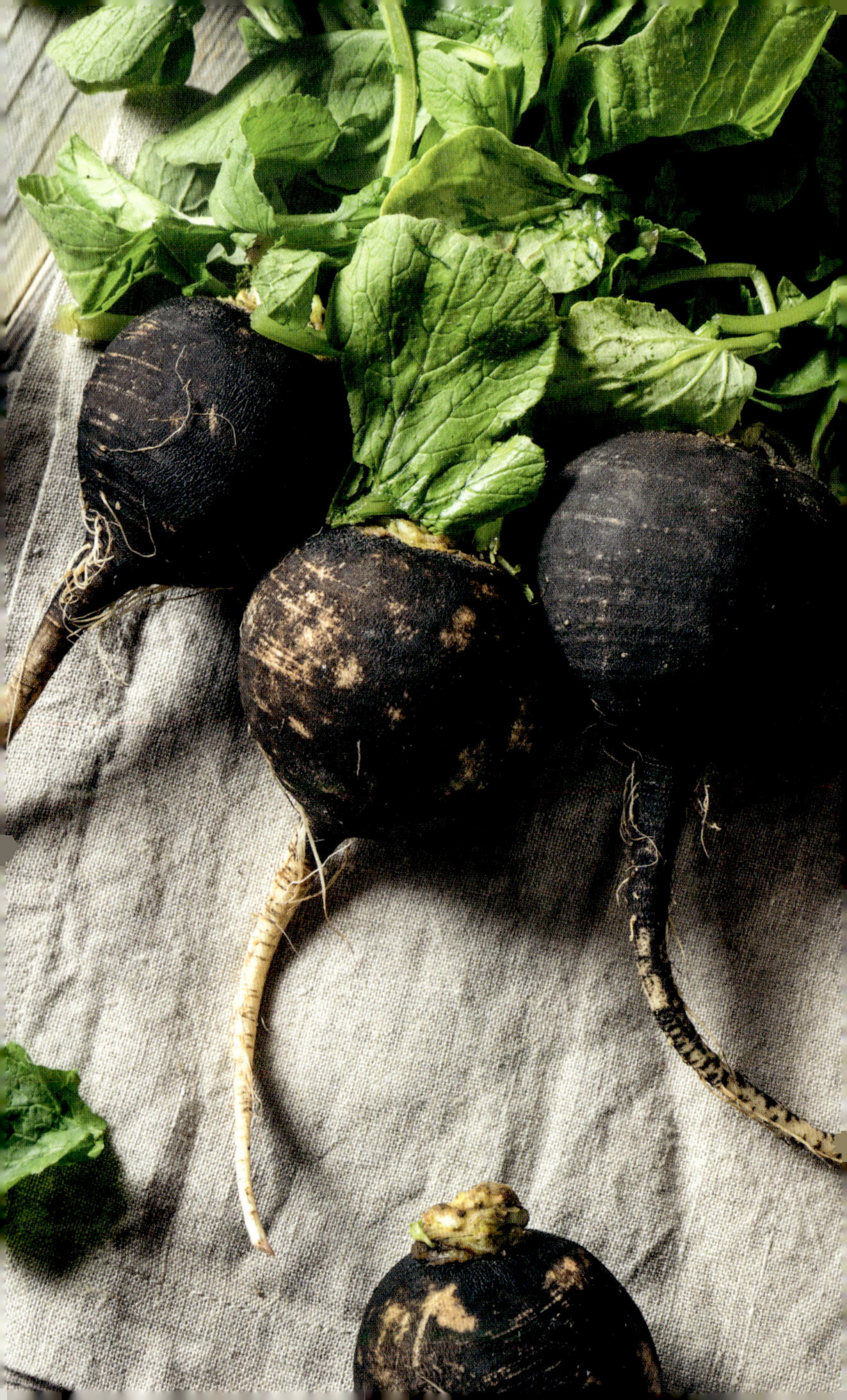

# Schwarzwurzel

Für eine kalorienbewusste Ernährung ist die Schwarzwurzel das ideale Gemüse. Sie besteht zu ca. 74 Prozent aus Wasser, hat nur 16 Kilokalorien und enthält kaum Fett. Sie bietet ein vielfältiges Paket an Nährstoffen: die Vitamine A, $B_1$, $B_2$, $B_3$, $B_9$, C und E, außerdem Eisen, Kalium, Kupfer, Mangan und Zink.

## Botanische Informationen

Wissenschaftlicher Name: Scorzonera hispanica
Familie: Korbblütler (Asteraceae)

Topinambur, Chicorée und Zichorie sind Verwandte der Schwarzwurzel.

## Namensherkunft

Der Name Schwarzwurzel leitet sich von der dunklen Schale ab.

Im Volksmund heißt die Pflanze auch Natternkraut, Natternmilch, Salsifis, Schmotzmiere, Skorzoner Wurzel oder Vipernwurz.

## Geschichte

Die Schwarzwurzel stammt aus Südosteuropa und wurde zuerst in Spanien kultiviert. Mit zunehmender Beliebtheit verdrängte sie die Haferwurzel und war bis weit ins 20. Jahrhundert hinein als Winterspargel oder »Spargel des kleinen Mannes« bekannt. Nach dem Ende des 2. Weltkriegs verlor sie als »Arme-Leute-Essen« immer mehr an Bedeutung. Heute findet sie langsam wieder Anerkennung als Nahrungsmittel und Heilpflanze. Ihre Erbanlagen sind fast unverändert geblieben.

‹ Schwarzwurzel: das Gemüse für Kalorienbewusste.

## Heilkunde und Mythologie

Im Mittelalter galt die Schwarzwurzel als kraftvolles Heilmittel gegen Schlangenbisse und Vergiftungen. Auch gegen die Pest wurde sie eingesetzt. Außerdem sollte sie die Lebertätigkeit anregen, das Herz stärken, gegen Schwindel und Ohnmacht helfen und Melancholie lindern.

# Steckrübe

Steckrüben sehen nicht besonders schön aus, sind aber ein echtes Powergemüse. Mit fast 90 Prozent Wassergehalt, 36 Kilokalorien, kaum Fett und vielen Ballaststoffen unterstützen sie beim Abnehmen und liefern eine Menge Energie in Form von Traubenzucker. Außerdem verbirgt sich unter der holzigen Schale ein Kraftpaket, das Sie gesund durch die kalte Jahreszeit bringt: Provitamin A, Vitamine $B_1$, $B_2$, $B_3$, $B_5$, $B_6$, C, E und K sowie die Mineralstoffe Kalzium, Magnesium, Kalium, Eisen und Zink.

## Botanische Informationen

Wissenschaftlicher Name: Brassica napus subsp. rapifera
Familie: Kreuzblütler (Brassicaceae)

Die Steckrübe ist eine Unterart von Raps. Zu ihren Verwandten zählen alle Arten von Rüben.

## Namensherkunft

Die Steckrübe wird nach der Aussaat noch einmal durch Stecken verpflanzt, daher ihr Name.

Man kennt sie auch als Bodenrübe oder Runkelrübe.

## Geschichte

Als Heimat der Steckrübe wird der skandinavische Raum vermutet.

Während der Hungersnot im sogenannten Steckrübenwinter 1916/17 versuchte man die Frucht unter dem Namen Ostpreußische Ananas der deutschen Bevölkerung schmackhaft zu machen. Ursprünglich war sie als Schweinefutter vorgesehen gewesen. Auch nach dem 2. Weltkrieg mussten die Menschen auf die preisgünstige, nahrhafte Steckrübe zurückgreifen. Jahrzehntelang als »Arme-Leute-Essen« verpönt, erfährt sie erst langsam wieder Wertschätzung.

## Heilkunde und Mythologie

Zur Verwendung der Steckrübe in der Heilkunde gibt es leider keine Informationen. Auch in der Mythologie erscheint sie nicht.

# Stielmus

Die unauffälligen Stängel mit den zarten Blättern sind eine wahre Vitaminbombe. Mit einer 100-Gramm-Portion decken Sie Ihren gesamten Tagesbedarf an Vitamin C, mit 30 Gramm den Bedarf an Vitamin A. Außerdem kann Stielmus mit einem Wassergehalt von über 90 Prozent, einem hohen Ballaststoffgehalt und wenig Fett punkten.

## Botanische Informationen

Wissenschaftlicher Name: Brassica rapa var. rapifera subvar. pabularia
Familie: Kreuzblütler (Brassicaceae)

Zu den Verwandten des Stielmus gehören Kresse, Rettich und Senf.

## Namensherkunft

Bei Stielmus isst man nicht wie bei anderen Gemüsen die Rüben, sondern eine Mischung aus Stielen und Blättern, daraus entstand der Name Stielmus.

Stielmus ist auch bekannt als Rübstiel, Stängelmus und Streppmaut.

## Geschichte

Die Geschichte von Stielmus ist eng verbunden mit der Geschichte der Speiserüben. In Norddeutschland war der Stielmusanbau weitverbreitet, im Rheinland ist es traditionelles Nahrungsmittel.

## Heilkunde und Mythologie

In der Heilkunde und der Mythologie erscheint Stielmus nicht.

# Topinambur

Die knubbelige Knolle hat es in sich: Sie enthält die Vitamine $B_1$, $B_3$ und C, außerdem Kalium, Eisen und Spuren von Kupfer. Mit einem Wassergehalt von 79 Prozent, 70 Kilokalorien, unglaublichen 12 Gramm Ballaststoffen und fast keinem Fett ist sie das Gemüse schlechthin, wenn Sie abnehmen oder sich kalorienbewusst ernähren wollen. Außerdem eignet sich Topinambur als süßliche Alternative zur Kartoffel.

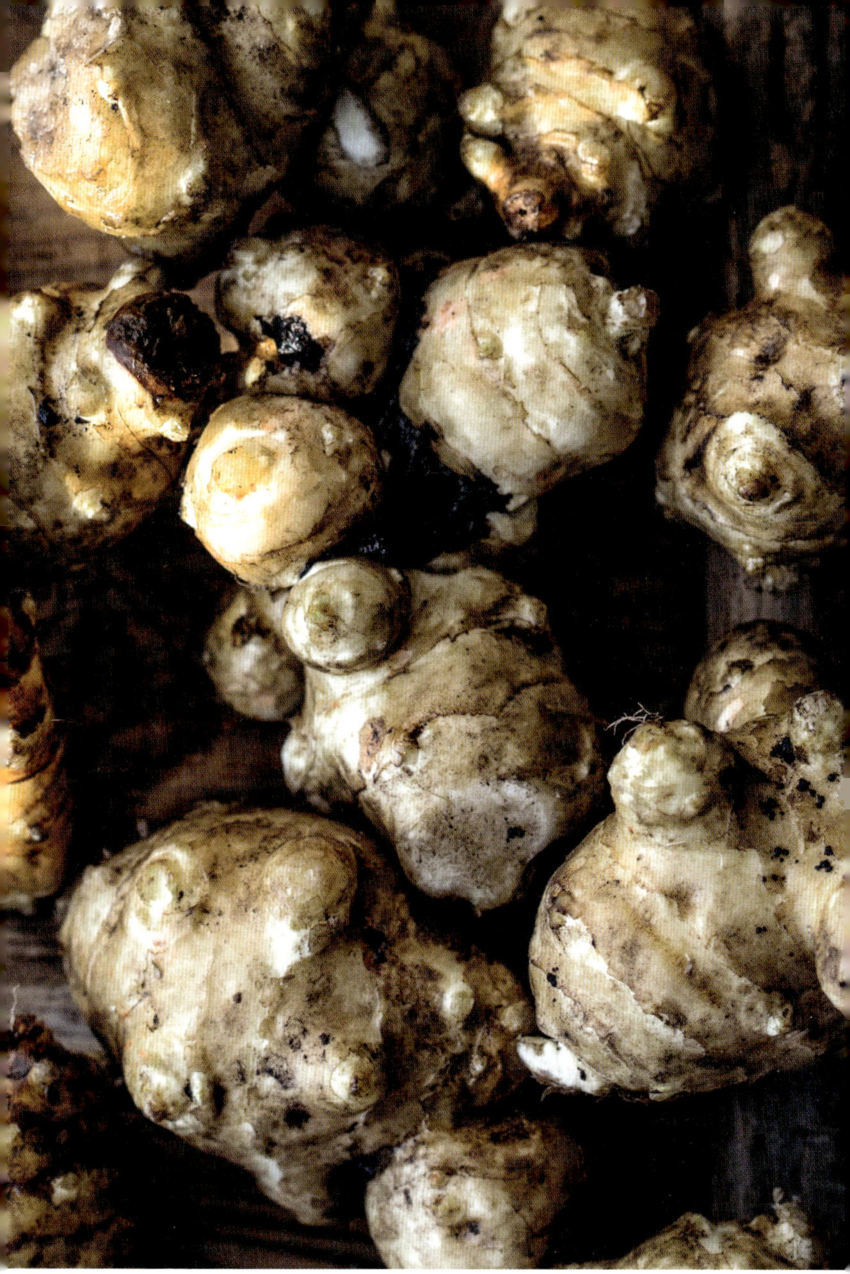

^ Eine Delikatesse: Topinambur.

## Botanische Informationen

Wissenschaftlicher Name: Helianthus tuberosus
Familie: Korbblütler (Asteraceae)

Man sieht es dem Topinambur nicht an, aber er ist tatsächlich mit der Sonnenblume verwandt.

## Namensherkunft

Die Knolle soll ihren Namen dem Volk der Tupinambá-Indianer, das an der brasilianischen Küste lebte, verdanken, was aber nicht belegt ist.

Weitere gebräuchliche Bezeichnungen sind Diabetikerkartoffel, Erdapfel, Erdbirne, Ewigkeitskartoffel, Hirschkraut, Indianerknolle, Jerusalem-Artischocke, Kartüffel, Kleine Sonnenblume, Sonnenknolle und Zuckerkartoffel.

## Geschichte

Die Heimat des Topinamburs liegt in Mittelamerika. Zu Beginn des 17. Jahrhunderts brachten Seefahrer ihn nach Frankreich, wo er zur Delikatesse an den Fürstenhöfen wurde. Zur Zeit des Dreißigjährigen Krieges war Topinambur auch in Deutschland sehr verbreitet. Während der beiden Weltkriege wurde verstärkt Topinambur angebaut und ersetzte zeitweise die Kartoffel auf dem Speiseplan.

## Heilkunde und Mythologie

Zur Verwendung des Topinamburs in der Heilkunde gibt es leider keine Informationen. Auch in der Mythologie erscheint er nicht.

# Weiße Rübe

Die Weiße Rübe ist das wasserreichste Wurzelgemüse. Sie hat 30 Kilokalorien, enthält reichlich Ballaststoffe, kaum Fett und liefert Folsäure, Vitamin C, Kalium sowie Senföle, die das Immunsystem und den Stoffwechsel unterstützen.

## Botanische Informationen

Wissenschaftlicher Name: Brassica rapa subsp. rapa subvar. esculenta
Familie: Kreuzblütler (Brassicaceae)

Zu den Verwandten der Weißen Rübe gehören Kohlrabi und Steckrübe.

## Namensherkunft

Das Wort Rübe hat sich vom althochdeutschen *ruoba* über das mittelhochdeutsche *ruobe* entwickelt.

Die Weiße Rübe wird auch Ackerrübe, Herbstrübe, Räben oder Wasserrübe genannt. Weil die Aussaat nach der Getreideernte im umgepflügten Stoppelfeld erfolgt, heißt sie mancherorts Stoppelrübe.

## Geschichte

Die Heimat der Weißen Rübe, einer der ältesten Kulturpflanzen, ist nicht endgültig geklärt. Samenfunde in Mitteleuropa konnten auf die Steinzeit zurückdatiert werden. Im Mittelalter war die Weiße Rübe das wichtigste Grundnahrungsmittel. Später wurde sie von der Kartoffel verdrängt. Heute wird sie auf der ganzen Welt angebaut, das Hauptanbaugebiet ist Deutschland.

Im Laufe ihrer Geschichte diente die Weiße Rübe nicht nur als Nahrungsmittel, sie wurde auch zum Brennen von Spirituosen verwendet. In der Schweiz gibt es traditionell im Herbst den Räbeliechtli-Umzug. Räbenlichter sind ausgehöhlte, verzierte Rüben mit einer Kerze darin, mit denen Kinder und Erwachsene durch die Straßen ziehen.

## Heilkunde und Mythologie

Zur Verwendung der Weißen Rübe in der Heilkunde gibt es leider keine Informationen. Auch in der Mythologie erscheint sie nicht.

# Weißkohl

Der schwere weißgrüne Kopf ist einer der besten Vitamin-C- und Vitamin-K-Lieferanten. Mit 100 Gramm Weißkohl decken Sie Ihren Tagesbedarf an Vitamin C, 50 Gramm reichen bereits aus, um genügend Vitamin K aufzunehmen. Der hohe Wassergehalt (ca. 90%), gerade mal 25 Kilokalorien und der geringe Fettgehalt sind weitere Pluspunkte.

## Botanische Informationen

Wissenschaftlicher Name: Brassica oleracea convar. capitata var. alba
Familie: Kreuzblütler (Brassicaceae)

Verwandte des Weißkohls sind Radieschen, Raps, Rettich, Rüben, die Senfpflanze und Spitzkohl.

## Namensherkunft

Der Weißkohl verdankt seinen Namen den fast weißen Blättern.

Bekannt ist er auch unter den Namen Kappskopf, Kraut und Krautkopf.

## Geschichte

Der Weißkohl stammt ab vom Wildkohl aus dem Mittelmeergebiet, der in seiner ursprünglichen Form noch an den Küsten von England, Irland und Frankreich wächst. Bereits im 7. Jahrhundert aß man in Südkorea Kimchi, eine pikante Art von Sauerkraut. Als Vitamin-C-Quelle war Weißkohl in Form von Sauerkraut eine wichtige Nahrung auf Schiffen, um die Mannschaft vor Skorbut zu schützen.

## Heilkunde und Mythologie

In der griechischen Mythologie heißt es, der Weißkohl sei aus dem Schweiß des Zeus entstanden. Weil er aus mehreren Schichten aufeinanderliegender Blätter besteht, galt er auch als Fruchtbarkeitssymbol.

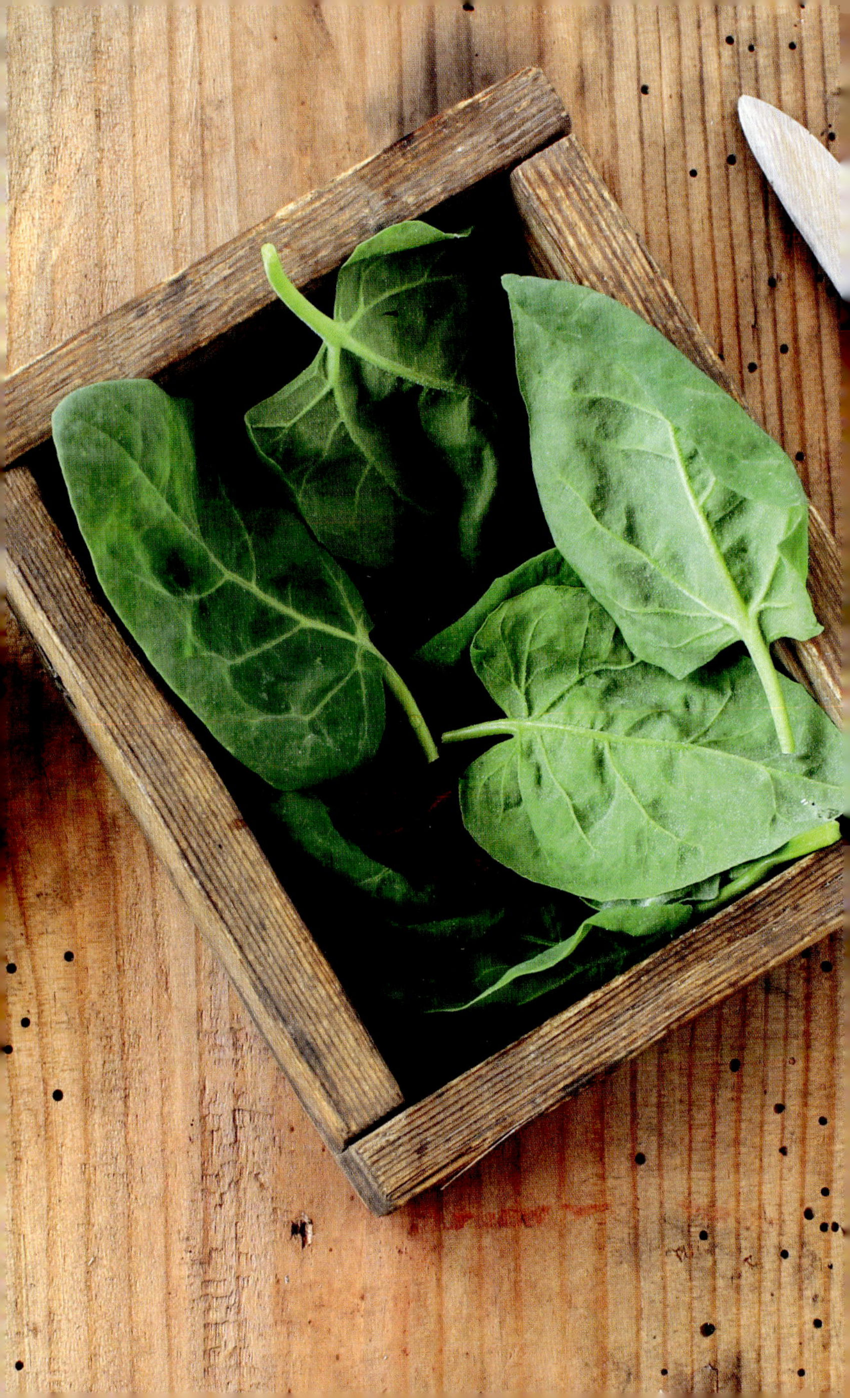

# Gesund mit altem Gemüse

Alte Gemüsesorten haben in puncto Gesundheit viel zu bieten. Welch heilende Kraft in den alten Sorten steckt, betrachten wir auf den folgenden Seiten aus Sicht der Anthroposophischen Medizin, des Ayurveda, der Hildegard-Medizin, der Homöopathie, der Naturheilkunde und auch der Traditionellen Chinesischen Medizin (TCM). Sie werden überrascht sein, was das längst nicht mehr altmodische Gemüse alles kann.

## Gartenmelde für die Frühjahrskur

Wegen ihrer entschlackenden und stoffwechselanregenden Wirkung eignet sich die Melde hervorragend für eine Frühjahrskur. Außerdem wirkt sie abführend, harntreibend, nervenstärkend, lindert Hauterkrankungen und fördert die Wundheilung bei oberflächlichen Verletzungen und kleinen Verbrennungen.

Wenn Sie auf Gänsefußgewächse allergisch reagieren, sollten Sie auf Heilanwendungen mit Gartenmelde verzichten.

### Hildegard-Medizin

Die Gartenmelde bewirkt eine gute Verdauung. In Wasser gekocht und leicht ausgedrückt, wird Melde auf entzündete Hautstellen aufgelegt.

‹ Die Gartenmelde wird als Heil-, Färber- und Zierpflanze verwendet.

### Naturheilkunde

Die Pflanze gilt als schleimlösend. Ohne die Wurzeln wird sie außerdem eingesetzt bei Erkrankungen von Blase, Leber und Lunge, Harnwegsinfekten, nervöser Erschöpfung und zur Anregung des Stoffwechsels.

### TCM

Gänsefußgewächse, zu denen die Gartenmelde gehört, stärken das Blut und das Qi. Sie helfen gegen Blutmangel, depressive Verstimmungen und Kraftlosigkeit.

## Gelbe Bete für ein starkes Immunsystem

Wie ihre Schwester, die Rote Bete, ist Gelbe Bete eines der gesündesten Gemüse. Sie stärkt nicht nur das Immunsystem, sondern hilft, hohen Blutdruck zu senken, schützt Blutgefäße, Herz, Leber und Galle, eignet sich für die Entgiftung, wirkt positiv auf die Haut und kann sogar die Stimmung aufhellen.

Spezielle Heilanwendungen mit Gelber Bete sind leider nicht bekannt. Der regelmäßige Verzehr hält Sie gesund.

### Ayurveda

Gelbe Bete ist gut für die Verdauung und wird u.a. als Schonkost eingesetzt.

### TCM

Gelbe Bete wirkt u.a. appetitanregend, blutbildend und herzstärkend.

# Guter Heinrich für Haut und Schleimhäute

Traditionell wird der Gute Heinrich bei Eisenmangel verwendet. Auch bei Rheuma und Verstopfung leistet er gute Dienste.

Gichtpatienten und Nierenkranke dürfen keinen Guten Heinrich zu sich nehmen.

## Naturheilkunde

Der Gute Heinrich ist das Mittel der Wahl bei entzündlichen Hauterkrankungen. Außerdem gilt er als allgemein stärkend. Er eignet sich für die Frühjahrskur, hilft gegen Erkältung, chronischen Husten, Lungen- und Blasenerkrankungen. Bei kleinen Wunden hemmt er Entzündungen und beschleunigt die Wundheilung.

# Haferwurzel für Leber und Galle

Die Haferwurzel wirkt regulierend auf das Verdauungssystem und stärkt Leber und Galle. Sie weist zudem einen hohen Anteil an Inulin auf. Dieser Ballaststoff bewirkt, dass andere Kohlenhydrate aus der Nahrung langsamer ins Blut übergehen. Daher ist die Haferwurzel als diätetisches Lebensmittel gut für Diabetiker geeignet.

## Naturheilkunde

Die Pflanze wird zur Durchspülungstherapie verwendet, außerdem bei Gicht, Rheuma und Hautentzündungen.

# Pastinake für starke Nerven

Die Pastinake ist ein ganz besonderes Kraftpaket für die Gesundheit. Alle ihre Bestandteile eignen sich für Heilanwendungen: Die Wurzel wirkt appetitanregend, blutreinigend, cholesterinsenkend, fiebersenkend, immunstärkend, harntreibend und schmerzlindernd, stärkt Lunge, Magen und Nieren und fördert die Verdauung. Die Inhaltsstoffe der Blätter und Blüten beruhigen die Nerven, erhöhen die Harnmenge, stärken die Nieren und den Magen-Darm-Trakt. Samen und Früchte wirken appetitanregend, entkrampfend, schmerzlindernd, regen Blasen- und Nierentätigkeit an und stärken den Magen. Das Kraut der Pastinake wirkt beruhigend und leicht harntreibend.

Wegen ihres hohen Inulingehalts eignet sich die Pastinake gut für Diabetiker. Außerdem wirkt sie antibakteriell, antimikrobiell und kann unterstützend bei Übergewicht, zur Darmsanierung, bei Rheuma, Schlaflosigkeit und Unruhezuständen eingesetzt werden.

Bei empfindlichen Menschen können das Ernten und Verarbeiten von Pastinaken zu erhöhter Lichtsensibilität führen.

## Anthroposophische Medizin

Die Pastinake wird für die Säuglingsernährung empfohlen.

## Hildegard-Medizin

Hildegard von Bingen kannte die Pastinake als Morkrut. Sie hielt sie nicht für nahrhaft oder förderlich für die Gesundheit, schrieb aber, sie würde den Bauch füllen – ein erster Hinweis auf die enthaltenen Ballaststoffe.

## TCM

Die Pastinake stärkt das Qi von Magen, Milz und Lunge, stärkt das Blut und leitet Feuchtigkeit aus. Sie wird eingesetzt bei Arthritis, Infektanfälligkeit, trockener Haut, Rheuma und Schlaflosigkeit. Ihre harntreibende Wirkung unterstützt die Behandlung von Nierensteinen.

# Petersilienwurzel, der Vitamin-C-Lieferant

Die Petersilienwurzel bietet ein breites Spektrum an Heilkräften: Sie wirkt u.a. antibakteriell, blutreinigend, entgiftend, entwässernd, harntreibend, immunstärkend und krampflösend. Außerdem beruhigt sie Magen und Darm, hilft gegen Menstruationsbeschwerden, Blasen- und Nierenerkrankungen. Bei regelmäßigem Verzehr senkt Petersilienwurzel den Blutzucker und den Harnsäuregehalt, kann vor Blutarmut schützen und wirkt vorbeugend und lindernd bei Blaseninfektionen.

Wegen der starken Wirkung dürfen maximal sechs Gramm Petersilienwurzel pro Tag verzehrt werden. Bei bestehender Schwangerschaft, Ödemen und entzündlichen Nierenerkrankungen dürfen Sie keine Zubereitungen aus Petersilienwurzel zu sich nehmen. Empfindliche Personen können bei Kontakt mit Petersilienwurzel mit Haut- und Schleimhautreizungen sowie gesteigerter Lichtempfindlichkeit reagieren.

## Anthroposophische Medizin

Die Petersilienwurzel wird zur Durchspülungstherapie genutzt.

### Ayurveda

Die Pflanze reduziert Vata und wirkt leicht anregend auf Pita und Kapha.

### Hildegard-Medizin

Hildegard von Bingen empfahl die Petersilienwurzel als Wein bei Schmerzen im Herzen, in der Milz oder in der Seite: Die Wurzel mit etwas Weinessig und viel Honig in Wein gekocht und abgeseiht sollte bei diesen Beschwerden oft getrunken werden.

### Naturheilkunde

Die Pflanze wird zu Beginn der Blütezeit gesammelt und frisch als Ganzes verwendet, v. a. bei Harnwegsentzündungen, Reizblase und Nierenerkrankungen.

### TCM

Die Wurzel leitet Feuchtigkeit aus, bewegt das Blut und baut Qi auf. Sie wird u.a. bei Arthrose, Blähungen, Blutmangel, Verdauungsschwäche und Verstopfung verwendet, außerdem zur Anregung des Gallenflusses und zur Förderung der Durchblutung.

## Pimpinelle gegen Husten und Asthma

Die Pimpinelle ist das Multitalent unter den alten Gemüsesorten: Sie wirkt adstringierend, entzündungshemmend und schleimlösend, was sie zu einem hervorragenden Mittel gegen Asthma, Bronchitis, Entzündungen der Mundschleimhaut, Halsentzündungen, Heiserkeit, Husten, Kehlkopf- und Rachenentzündungen macht. Ihre harntreibende Wirkung unterstützt die Behandlung von Blasen- und Nierenerkrankungen. Außerdem wird sie begleitend bei Menstruationsbeschwerden, Gicht und Rheuma eingesetzt, lindert Sodbrennen, regt den Stoffwechsel an, stärkt die Verdauungsorgane, hilft gegen Ödeme und lindert Hautausschläge. Äußerlich angewendet lindert sie Krampfadern und hilft bei schlecht heilenden Wunden.

## Ayurveda

Die Pimpinelle wirkt erfrischend und kühlend und harmonisiert Pita.

## Hildegard-Medizin

Hildegard von Bingen beschrieb die Pimpinelle als nützlich für Gesunde und Kranke. Menschen mit traurigem Sinn mache sie froh, außerdem sorge sie für gesunde und klare Augen.

## Homöopathie

Das Mittel *Pimpinella alba* wird bei Fieber und Schmerzen der Wirbelsäule eingesetzt.

## Naturheilkunde

Zubereitungen aus frischen oder getrockneten Wurzeln der Großen Pimpinelle werden innerlich bei Magen-Darm-Erkrankungen und Husten, äußerlich bei Halsschmerzen, Heiserkeit und Entzündungen im Mund-Rachen-Raum verwendet.

## TCM

Die Pimpinelle wärmt, stärkt Magen und Lunge und vertreibt Feuchtigkeit und Schleim.

# Portulak gegen Kopf- und Nervenschmerzen

Auch der Portulak ist ein hervorragender Allrounder: Er hilft bei einer Vielzahl unterschiedlichster Erkrankungen, wie zum Beispiel Arteriosklerose, Arthritis, Bindehautentzündung, Darmentzündung, Fieber, Hämorrhoiden, Husten, Lebererkrankungen, Magenschleimhautentzündung, Nierenschwäche, Sodbrennen, Verdauungsschwäche und Zahnfleischentzündungen. Zu seinen wichtigsten Eigenschaften gehört die antibakterielle, blutreinigende, blutstillende, entzündungshemmende, harntreibende und tonisierende Wirkung. Traditionell wird Portulak bei Kopf- und Nervenschmerzen eingesetzt. Außerdem sollen seine Inhaltsstoffe den Blutzucker und den Cholesterinspiegel senken, und es heißt, die Samen wirkten gegen gutartige und bösartige Tumore.

Portulakzubereitungen dürfen von stark nervösen Menschen nicht verwendet werden. Weitere Gegenanzeigen sind Krampfneigung und niedrige Herzfrequenz.

## Naturheilkunde

Portulak wird verwendet als Mittel gegen Blasen- und Nierenerkrankungen sowie für die Blutreinigung und Entschlackung.

## TCM

Portulak tonisiert das Blut, beruhigt den Geist und vertreibt Feuchtigkeit.

# Roter Meier für starke Knochen

Der Rote Meier wurde früher für starke Knochen empfohlen, besonders für Frauen in den Wechseljahren, spezielle Heilrezepte sind aber leider nicht bekannt. Wenn Sie seine gesunde Wirkung optimal nutzen wollen, verzehren Sie ihn regelmäßig als Rohkost oder in Smoothies.

# Schwarzer Rettich gegen Husten und Heiserkeit

Schwarzer Rettich ist ein Klassiker bei Halsschmerzen, Heiserkeit und Husten. Seine Senföle wirken antibakteriell und lösen Verschleimung. Auch für Magen und Darm ist der Rettich eine Wohltat: Er wirkt krampflösend und beruhigend, regt die Darmtätigkeit an, fördert die Bildung von Magensaft und hilft, Gallensteinen vorzubeugen.

## Hildegard-Medizin

Hildegard von Bingen empfahl Schwarzen Rettich zur Schleimlösung.

## Homöopathie

*Raphanus sativus* wird u.a. eingesetzt bei Steinen von Blase, Niere und Galle mit starken Schmerzen.

## Naturheilkunde

Schwarzer Rettich wird als Mittel gegen Husten verwendet.

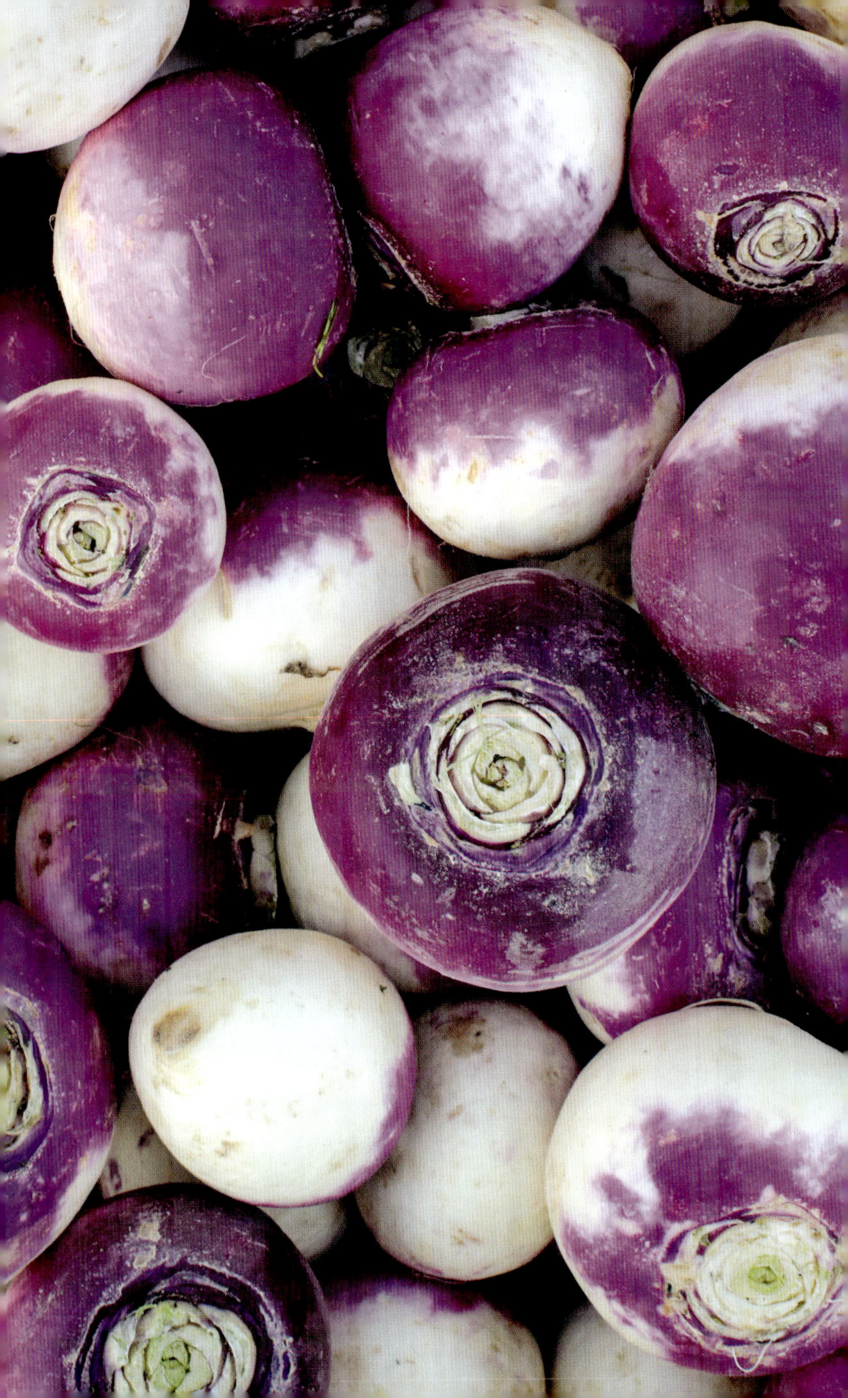

### TCM

Schwarzer Rettich löst Schleim und vertreibt Kälte.

## Schwarzwurzel zur Entgiftung der Leber

Schwarzwurzel enthält das Spurenelement Mangan, welches die Zellen schützt, den Stoffwechsel anregt, Knochen, Knorpel und Bindegewebe aufbaut und hilft, Fettansammlungen in der Leber, unserem Entgiftungsorgan, zu reduzieren. Außerdem wirkt die Schwarzwurzel nervenstärkend und fördert die Konzentration. Ihr hoher Inulingehalt macht sie zu einem wertvollen Lebensmittel für Diabetiker.

Spezielle Heilanwendungen mit der Schwarzwurzel sind leider nicht bekannt. Wenn Sie die gesunde Wirkung optimal nutzen wollen, setzen Sie sie regelmäßig auf den Speiseplan.

## Steckrübe, der Energielieferant

Die Steckrübe spendet in Form von Traubenzucker viel Energie, ist aber zugleich kalorienarm. Ihr hoher Vitamin- und Mineralstoffgehalt macht sie zu einem echten Nährstoffwunder.

Spezielle Heilanwendungen mit der Steckrübe sind leider nicht bekannt. Um in den Genuss ihrer gesundheitlichen Vorzüge zu kommen, verzehren Sie sie regelmäßig gekocht, gegart oder roh.

‹ Eine der besten Vitamin C Quellen im Winter: die Steckrübe

## Stielmus für die Verdauung

Stielmus ist reich an Vitamin C, welches das Immunsystem stärkt. Die enthaltenen Senföle beugen Infektionen und Entzündungen vor. Auch enthält es Kalium, das vor Herzrhythmusstörungen und Arterienverkalkung schützt. Da Stielmus eine leicht entwässernde und verdauungsanregende Wirkung hat, kann es gut die Frühjahrskur begleiten.

Spezielle Heilanwendungen mit Stielmus sind leider nicht bekannt. Wenn Sie es regelmäßig verzehren, tun Sie Ihrer Gesundheit etwas Gutes.

## Topinambur für den Stoffwechsel

Topinambur trägt vor allem zum Aufbau der Darmflora bei und sorgt für einen gesunden Stoffwechsel. Für Patienten mit Diabetes mellitus ist er ein wertvolles Lebensmittel.

Spezielle Heilanwendungen mit Topinambur sind leider nicht bekannt. Nutzen Sie ihn regelmäßig als Bereicherung Ihres Speiseplans.

## Weiße Rübe für die Leistungsfähigkeit

Die Inhaltsstoffe der Weißen Rübe stärken v.a. das Immunsystem und unterstützen den Stoffwechsel, regen die Blutbildung an und sorgen für gesunde Haare und Nägel. Außerdem sollen Weiße Rüben vor Darmkrebs schützen.

Spezielle Heilanwendungen mit der Weißen Rübe sind leider nicht bekannt. Bringen Sie die Rübe in all ihren Varianten auf den Teller, so sorgen Sie für eine gesunde Ernährung.

## Weißkohl bei Gicht und Rheuma

Der Weißkohl hat eine lange Tradition als Hausmittel, sowohl innerlich als auch äußerlich angewendet. Er schützt die Magenschleimhaut, beugt Magengeschwüren vor, stillt Schmerzen und hemmt Entzündungen. Außerdem soll er sogar krebsvorbeugend wirken.

### Naturheilkunde

Kohlwickel werden u.a. eingesetzt bei chronischen Gelenkschmerzen, schlecht heilenden Wunden und stumpfen Verletzungen.

### TCM

Weißkohl tonisiert das Qi, reduziert Hitze und leitet Toxine aus. Er wirkt positiv auf Dickdarm, Leber, Magen und Milz.

# Aus der Praxis: Heilrezepte mit Gartenmelde & Co

Gartenmelde, Guter Heinrich & Co versorgen Sie nicht nur gut mit Vitaminen und Mineralstoffen, sie eignen sich auch hervorragend zur eigenständigen Behandlung von kleinen Beschwerden. Bei Erkältungskrankheiten, Hautbeschwerden und leichten Magen-Darm-Problemen können sie oftmals den Besuch beim Arzt ersetzen. Harnwegserkrankungen gehören in ärztliche Behandlung, lassen sich aber gut mit Pastinaken-, Petersilienwurzel- oder Portulaktee unterstützen. Für die wichtigsten Indikationen stelle ich Ihnen Rezepte und Anwendungen vor, die auch für Ungeübte leicht auszuführen sind – vom Teeaufguss über Auflagen und Wickel bis zur Frühjahrskur.

## Frühjahrskur und Blutreinigung

### Gartenmeldetee für die Frühjahrskur

1 TL frische Gartenmelde

250 ml heißes Wasser

› Die Melde mit dem Wasser übergießen, 10 Minuten ziehen lassen, abseihen. Zwei bis drei Wochen lang täglich zwei Tassen trinken.

### Guter-Heinrich-Tee zur Blutreinigung

2–3 Blätter Guter Heinrich

250 ml kochendes Wasser

› Die Blätter vorsichtig säubern und zerkleinern. Mit dem Wasser übergießen, 10 Minuten ziehen lassen, abseihen. Kurmäßig drei Wochen lang morgens und abends eine Tasse trinken.

---

Dieser Tee hilft auch gegen Verstopfung.

---

### Pastinakentee für die Frühjahrskur

1 EL frische oder 1 TL getrocknete Pastinake

¼ l Wasser

› Die Pastinake klein schneiden, in das Wasser geben und aufkochen. 10–15 Minuten zugedeckt ziehen lassen, abseihen. Bei akuten Beschwerden zwei- bis dreimal täglich eine Tasse trinken.

---

Dieser Tee hilft auch bei Magenschmerzen und bei Harnwegsinfekten.

---

## Erkältungskrankheiten

### Pimpinelleblättertee bei Halsschmerzen

4 TL Pimpinelleblätter

200 ml heißes Wasser

› Die Pimpinelleblätter mit dem Wasser übergießen, 10 Minuten ziehen lassen, abseihen, morgens und abends damit gurgeln.

### Pimpinellewurzel bei Halsschmerzen

50 g frische Pimpinellewurzel

1 l Wasser

› Die Wurzel klein schneiden, in das Wasser geben, aufkochen, 1–2 Minuten kochen lassen. Abseihen, mehrmals täglich damit gurgeln.

---

Der Sud hilft auch bei Husten und allgemein bei Erkältung, dann werden drei Tassen täglich als Tee getrunken.

---

### Schwarzer-Rettich-Sirup bei Husten

1 Schwarzer Rettich

8–10 EL Honig

1 großes Schraubglas

› Den »Deckel« des Rettichs abschneiden und beiseitelegen. Das Rettichfleisch mit einem Löffel herauslösen und klein schneiden, dann gut mit dem Honig vermischen. Mit einem Metallspieß ein Loch in den Boden des Rettichs bohren und die Knolle so auf das Glas setzen, dass sich das Loch über der Glasöffnung befindet. Die Honig-Fleisch-Mischung zurück in den Rettich geben, den Deckel aufsetzen und das Ganze an einem warmen Ort zwölf Stunden stehen lassen. Mehrmals täglich einen Esslöffel vom Sirup einnehmen.

### Weißkohlblätter bei Halsschmerzen

2–3 äußere grüne Weißkohlblätter

› Die Blätter waschen, trocknen, die Mittelrippe entfernen. Die Blätter mit einem Glas oder einer Flasche walzen, bis Saft austritt, um den Hals legen und mit einer Mullbinde befesti-

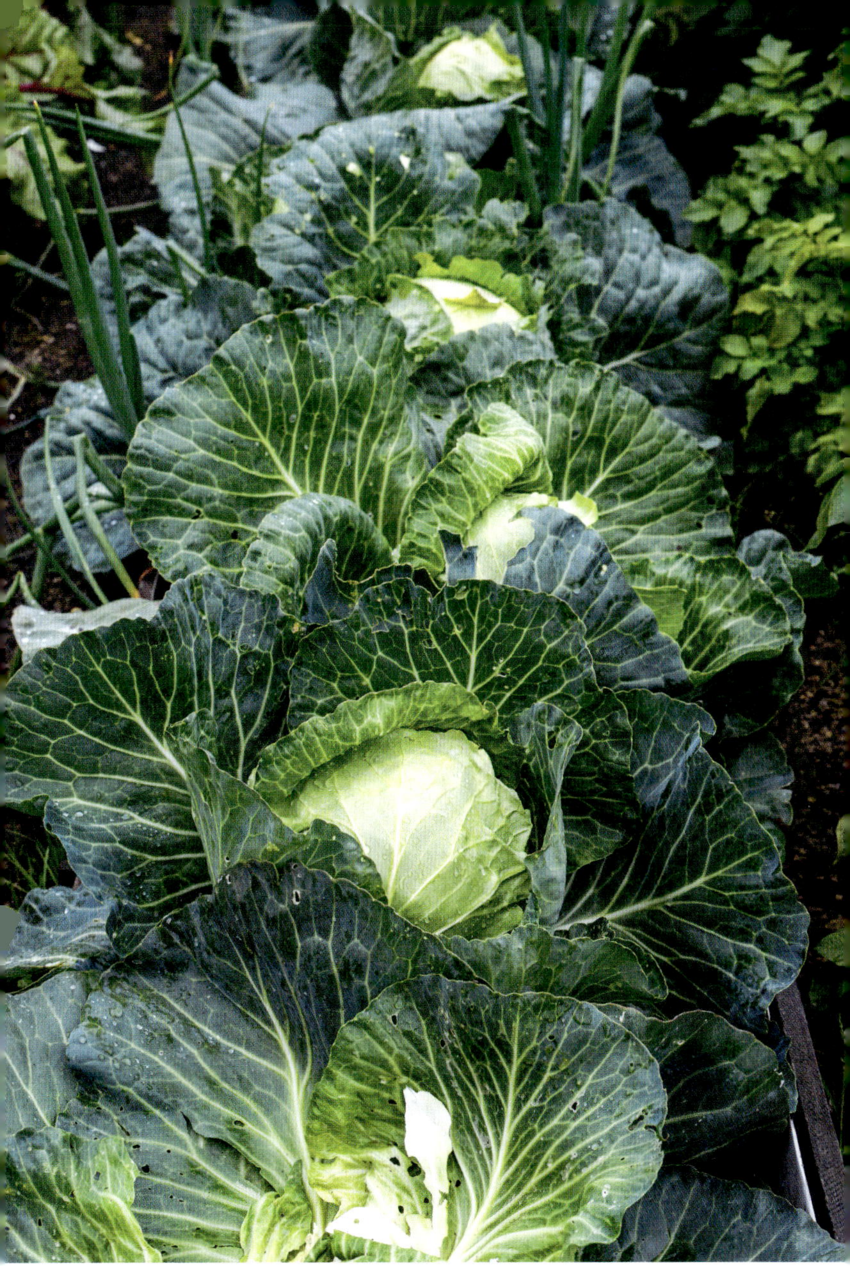

^ Weißkohl wirkt entzündungshemmend und durchblutungsfördernd.

gen. Den Wickel über Nacht oder mehrere Stunden tagsüber tragen.

## Harnwegserkrankungen

### Pastinakenfrüchtetee bei Blasen- und Nierenerkrankungen

1 gehäufter TL Pastinakenfrüchte

250 ml kochendes Wasser

› Die Früchte mit dem Wasser übergießen, 10 Minuten zugedeckt ziehen lassen, abseihen. Morgens und abends eine Tasse trinken.

---

Dieser Tee hilft auch bei Appetitlosigkeit, Magenbeschwerden, Rheuma und Schlaflosigkeit.

---

### Petersilienwurzeltee bei Harnwegserkrankungen

20 g Petersilienwurzel, fein zerkleinert

¼ l kochendes Wasser

› Die Petersilienwurzel mit dem kochenden Wasser übergießen, 10 Minuten zugedeckt ziehen lassen, abseihen. Nicht mehr als drei Tassen täglich trinken.

---

Im Gegensatz zu synthetisch hergestellten Diuretika bringen Heilanwendungen mit Petersilienwurzel nicht den Mineralhaushalt durcheinander. Sorgen Sie aber unbedingt für reichlich Flüssigkeitszufuhr.

---

### Portulak-Teekur bei Blasenentzündung

25 g junge, frisch gesammelte Portulakblätter

1 l kochendes Wasser

› Die Blätter mit dem Wasser übergießen, 15 Minuten ziehen lassen, abseihen. Eine Woche lang morgens auf nüchternen Magen eine Tasse trinken.

## Hauterkrankungen

### Gartenmelde-Absud bei entzündlichen Hauterkrankungen

50 g frische Gartenmeldeblätter

1 l Wasser

› Die Blätter mit dem Wasser übergießen, aufkochen und 15 Minuten köcheln lassen. Ein Baumwolltuch vorsichtig eintauchen, ausdrücken und die betroffenen Stellen leicht damit abtupfen.

### Weißkohlauflage bei Hautentzündungen

1 großes grünes Weißkohlblatt

› Das Blatt vorsichtig säubern und auf die betroffene Stelle auflegen. Alternativ das Blatt erst in den Kühlschrank legen oder den Strunk entfernen, die Mittelrippe leicht abschaben und das Blatt mit dem Nudelholz rollen, bis es weich ist und der Saft austritt. Auf die betroffene Stelle auflegen und mit Frischhaltefolie abdecken.

---

Diese Auflage lindert auch Entzündungen und Schmerzen bei Gicht, Rheuma und Arthrose.

---

# Magen-Darm-Beschwerden

### Pastinakenbrei bei Magen-Darm-Erkrankungen

250 g Pastinake

Wasser

Salz

› Die Pastinake schälen und klein schneiden. In einen Topf geben, knapp mit Wasser bedecken und 10 Minuten köcheln lassen. Abgießen, pürieren und mit Salz abschmecken.

---

Dieser Brei hilft auch in der Rekonvaleszenz.

---

### Pastinaken-Teekur bei Magenbeschwerden

50 g Pastinakenkraut

1 l Wasser

› Das Kraut mit dem Wasser übergießen, aufkochen und 10 Minuten kochen lassen, abseihen. Kurmäßig vier Wochen lang trinken: in der ersten Woche zweimal täglich 150 ml, in der zweiten Woche zweimal täglich 200 ml, in der dritten Woche zweimal täglich 250 ml und in der vierten Woche dreimal täglich 250 ml. Die Teezubereitung im Kühlschrank aufbewahren und vor dem Trinken erwärmen.

---

Dieser Tee hilft auch bei Nierenerkrankungen und Schlaflosigkeit.

---

Tipp: Menschen mit empfindlichem Magen sollten regelmäßig Pastinaken essen. So wird der Magen beruhigt und gestärkt.

## Petersilienwurzelsaft bei Verdauungsstörungen

1 frische Petersilienwurzel

› Die Wurzel entsaften und dreimal täglich nach dem Essen zwei bis drei Teelöffel von dem Saft einnehmen.

## Pimpinelleblättertee bei Magen-Darm-Beschwerden

4 TL Pimpinelleblätter

200 ml heißes Wasser

› Die Blätter mit dem Wasser übergießen, 10 Minuten ziehen lassen, abseihen. Drei Tassen täglich jeweils vor den Mahlzeiten trinken.

---

Dieser Tee hilft auch bei Blasenentzündung, Durchfall, Frühjahrsmüdigkeit, Magenschleimhautentzündung und Verstopfung.

---

## Weißkohlsaft bei Magengeschwüren

1 kleiner Weißkohl

› Die äußeren Blätter entfernen, die restlichen Blätter abziehen und waschen. Nach und nach in den Entsafter geben. Den Saft in eine dunkle Flasche füllen und kühl lagern. Dreimal täglich ein Glas davon trinken. Dieser Saft hilft auch bei Darmgeschwüren.

---

### Tipp

---

Weißkohlsaft hat einen sehr intensiven Geschmack. Trinken Sie ihn daher in kleinen Schlucken, um Übelkeit zu verhindern.

---

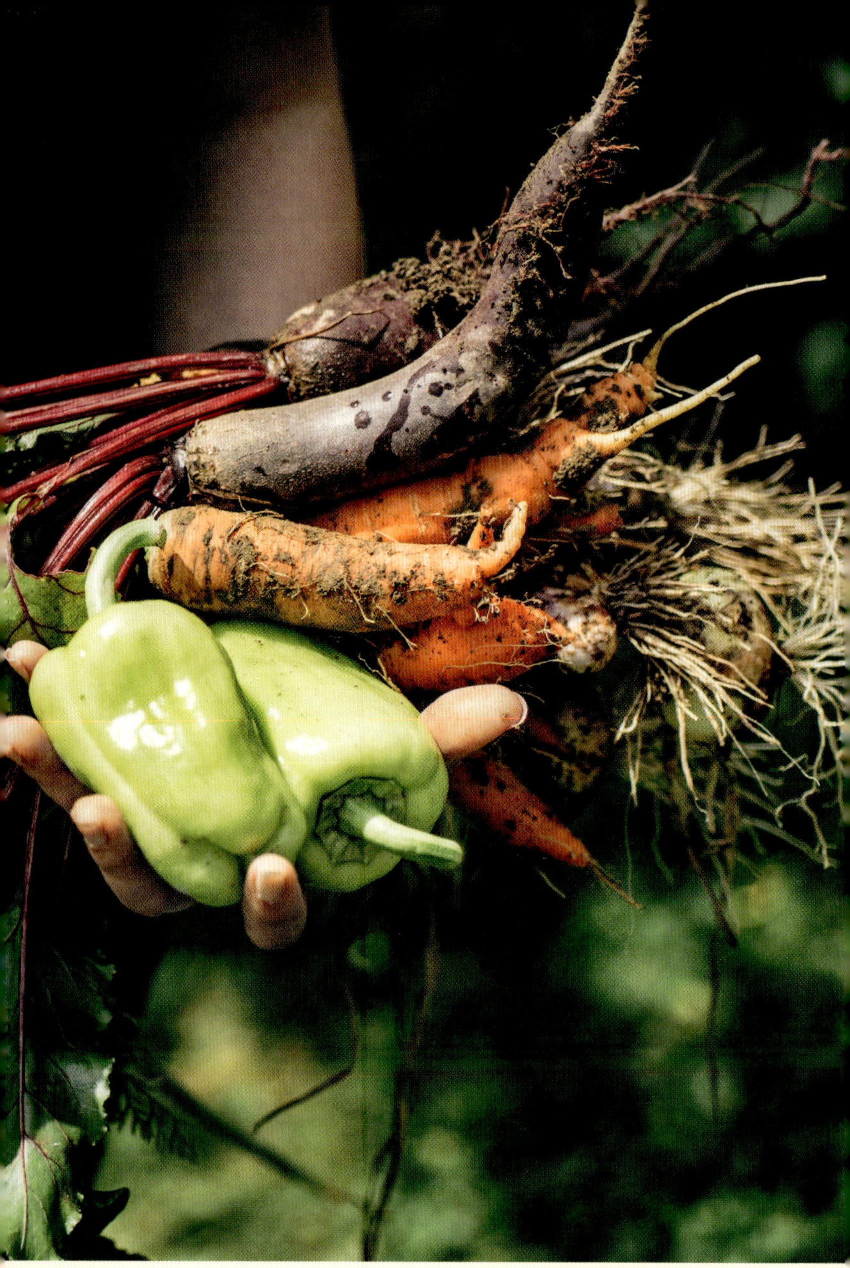

^ Der Anbau alter Gemüsesorten gelingt auch Ungeübten.

# Special: Alte Gemüsesorten selbst anbauen

*Um die besten Ergebnisse zu erzielen, müssen Sie mit Ihrem Gemüse sprechen.*

Charles, Prinz von Wales und Herzog von Cornwall

Um alte Gemüsesorten selbst anzubauen, brauchen Sie keinen grünen Daumen. Mit den Tipps und Tricks aus diesem Kapitel wird Ihnen der Anbau leicht gelingen. Einige Sorten lassen sich sogar im Topf auf dem Balkon ziehen.

Erde an den Händen, die Freude über die ersten Keimlinge und das gute Gefühl, Gemüse ohne Zusatzstoffe zu essen, sind eine wohltuende Erfahrung für Geist und Seele und eines der besten Mittel gegen Alltagsstress.

## Gartenmelde

Die relativ anspruchslose Gartenmelde eignet sich auch für Ungeübte zum Selbstanbauen. Sie haben die Wahl zwischen Pflanzen mit grünen, roten, gelben oder violetten Blättern. Die Melde sollte nicht auf dem Balkon gezogen werden – sie wird bis zu zwei Meter hoch.

### Boden und Aussaat

Ausgesät wird direkt ins Freiland in der Zeit von März bis in den Herbst hinein. Ist der Boden sehr nährstoffarm, sollten Sie bereits im Herbst des Vorjahres Kompost einarbeiten. Ansonsten stellt die Gartenmelde keine Ansprüche an Boden und Standort. Sie gedeiht auch im Halbschatten. Achten Sie auf regelmäßiges Wässern, an heißen Tagen auch zweimal täglich. Bei zu großer Trockenheit »schießt« die Melde, ähnlich wie Blattsalat. Bis zur Keimung dauert es ca. zehn Tage. Nach Ablauf von zwei Wochen sind die Pflanzen gut angewachsen und können mit 20–25 cm Abstand ausgedünnt werden.

### Pflege und Anforderungen

Pflanzen Sie die Melde nicht in ein Beet, wo bereits Rote oder Gelbe Beten oder Mangold gewachsen sind. Gäsefußgewächse mögen keine anderen Gänsefußgewächse in der Nachbarschaft oder als Folgefrucht. Ein sehr guter Standort ist zwischen Kartoffeln. Die Blätter sollten regelmäßig geerntet werden, damit die Pflanze buschig bleibt. Vermeiden Sie starke Verunkrautung.

### Ernte

Die Gartenmelde wird geerntet, wenn die Pflanze ca. 40 cm hoch ist. Schneiden Sie sie ca. 20 cm über dem Boden ab. Dann treibt sie erneut und kann ein zweites Mal geerntet werden. Bis zu einer Höhe von 10 cm kann auch die ganze Pflanze geerntet werden. Um regelmäßig kleine Mengen ernten zu können, säen Sie mehrere Male im Abstand von vier Wochen aus. Wenn die Blüte einsetzt, können Sie die Melde nicht mehr ernten.

---

Entfernen Sie bitte nicht die kleinen Herzblätter, so kann die Melde weiterwachsen.

---

Nach der Ernte sollte die Melde möglichst rasch verbraucht werden. Alternativ können Sie die Blätter kurz blanchieren und wie Spinat einfrieren. Waschen Sie die Blätter vorher gründlich, um das sogenannte Blattmehl zu entfernen.

## Gelbe Bete

Der Anbau von Gelben Beten gelingt auch unerfahrenen Gärtnern. Das Saatgut besteht in der Regel aus einem »Knäuel«, in dem jeweils vier Samen zusammengefasst sind. Gelbe Beten bilden Pfahlwurzeln aus und benötigen tiefgründige Böden, sie eignen sich daher nicht für eine Anzucht auf dem Balkon.

### Boden und Aussaat

Ideal ist ein vollsonniger Standort, die Pflanze gedeiht aber auch im Halbschatten. Die Aussaat erfolgt zwischen Mitte April und Mitte Juli direkt ins Beet mit einem Abstand von 20–25 cm zwischen den einzelnen Pflanzen und 10 cm zwischen den einzelnen Reihen. Die Keimung setzt bei Temperaturen zwischen 7–9 °C ein.

### Pflege und Anforderungen

Gelbe Beten sind recht anspruchslos. Sie benötigen lediglich eine gleichmäßig gute Wasserversorgung. Staunässe vertragen sie nicht. Ideal ist eine Mischkultur mit Kohlrabi, Radieschen oder Schnittlauch. Gänsefuß- oder Fuchsschwanzgewächse sollten nicht als Vorkultur im Beet gewachsen sein.

### Ernte

Geerntet werden kann ab Ende Juli bis in den Winter hinein. Die Erde um die Pflanze herum wird leicht gelockert, die Wurzel herausgezogen und leicht abgeklopft. Ein Rest Erde soll an der Wurzel verbleiben, das erhöht die Lagerfähigkeit. Das Laub wird nicht entfernt. Legen Sie die Gelben Beten in eine Kiste mit Sand und lagern Sie diese im Keller bei Temperaturen von knapp über 0 °C.

## Guter Heinrich

Der Gute Heinrich ist die Pflanze der Wahl für Hobbygärtner, die nicht viel Arbeit in den Anbau investieren wollen. Er ist ausgesprochen pflegeleicht, sehr widerstandsfähig und lässt sich auch auf dem Balkon ziehen. Am besten schmeckt er nach dem ersten kräftigen Frost.

### Boden und Aussaat

Am besten gedeiht der Gute Heinrich an einem sonnigen bis halbschattigen, windgeschützten Standort. Er benötigt nährstoffreichen, stickstoffreichen, humosen Boden, der auf keinen Fall ganz austrocknen darf. Ausgesät wird im März und April direkt ins Freiland. Auch bis Ende September ist die Aussaat möglich. Der ideale Abstand zwischen den einzelnen Pflanzen beträgt 30 cm, andernfalls können sich Krankheiten und Pilze ausbreiten, der Gute Heinrich wächst nämlich gern in die Breite. Wenn Sie ihn im Topf aussäen wollen, achten Sie darauf, dass der Topf breit und tief genug ist.

### Pflege und Anforderungen

Halten Sie den Boden immer mäßig feucht, damit keine Krankheiten entstehen oder die Pflänzchen absterben, und vermeiden Sie Staunässe. Der Gute Heinrich ist winterhart und benötigt in der Winterzeit keinen besonderen Schutz. Als Schwachzehrer mag er kleine Gaben von stickstoffbetontem Dünger. Optimal sind Hornspäne oder Hornmehl.

### Ernte

Die Blütezeit dauert von April bis Oktober, geerntet wird von März bis Oktober. Junge Blättchen können Sie auch schon im Februar ernten. Die jungen Blätter enthalten weniger Oxalsäure und sind bekömmlicher als die älteren.

## Haferwurzel

Der Anbau von Haferwurzeln eignet sich gut für unerfahrene Gärtner. Sie gedeiht auch unter ungünstigen Umständen, benötigt keinen Dünger und gehört zu den anspruchslosen Pflanzen. Für den Balkon eignet sie sich nicht.

### Boden und Aussaat

Ausgesät wird von März bis Mai direkt ins Freiland an einem neutralen bis leicht alkalischen Standort. Der Boden sollte möglichst nährstoffreich, locker und tiefgründig sein und darf nicht austrocknen. Der ideale Abstand zwischen den Pflanzen beträgt 20 cm. Achten Sie darauf, dass das Beet nicht verunkrautet. Wenn die jungen Pflanzen ca. 10 cm hoch sind, werden sie vereinzelt. Am besten lassen Sie die kräftigsten Pflanzen stehen und entfernen die schwächeren.

### Pflege und Anforderungen

Wichtig sind lediglich eine gute Versorgung mit Wasser und das gelegentliche Entfernen von Unkraut. Ideal ist der Anbau von Haferwurzeln zusammen mit Kohlrabi, Lauch, Sellerie und Salaten.

### Tipp

Die Haferwurzel wächst sehr langsam, nutzen Sie daher Kresse oder Radieschen als Zwischensaat. Trockener Rasenschnitt oder Stroh empfehlen sich als Mulch.

**Ernte**

Ernten können Sie ab Oktober, idealerweise nur bei Bedarf. Ansonsten lässt sich die Haferwurzel in Sand oder Erde an einem trockenen, luftigen und kühlen Ort lagern. Nach der Blüte werden die Wurzeln holzig. Sie lassen sich wie Spargel verarbeiten, müssen allerdings nicht geschält, sondern nur gründlich geputzt werden. Junge Blätter und Stängel können im Frühling des zweiten Jahres geerntet und als Rohkost oder wie Spargel zubereitet verzehrt werden. Noch nicht geöffnete Blüten lassen sich wie Gemüse dünsten. Ernten Sie die Wurzeln am besten nur bei Bedarf. Ansonsten werden sie in Sand oder Erde an einem trockenen, luftigen und kühlen Ort gelagert. In Frischhaltefolie gewickelt halten sie sich im Gemüsefach des Kühlschranks 10–14 Tage.

Die Blätter der Haferwurzel färben bei Kontakt die Haut rötlich, was sich aber mit etwas Wasser gut entfernen lässt.

## Pastinake

Diese alte Kultur- und Heilpflanze lässt sich auch auf dem Balkon ziehen und eignet sich zur Verwendung als Gemüse und als

Gewürz. Außerdem ist sie eine ausgezeichnete und sehr bekömmliche Nahrung für Babys und Kleinkinder.

### Boden und Aussaat

Pastinaken gedeihen am besten in Lehm- oder Moorboden, an einem sonnigen oder halbschattigen Standort. Die Aussaat erfolgt von März bis Mitte Mai direkt ins Freiland. Der Abstand zwischen den Reihen sollte 30–40 cm betragen. Samen und Keimlinge brauchen reichlich Wasser, vertragen aber keine Staunässe. Die Blütezeit dauert von Juli bis September. Wollen Sie die Pastinake im Topf ziehen, muss dieser mindestens 30 cm tief sein und am besten frostfest.

### Pflege und Anforderungen

Die Pastinake ist eine relativ anspruchslose Pflanze. Sie benötigt lediglich tiefgründigen und fruchtbaren Boden für die Entwicklung und Ausbreitung ihrer Wurzeln.

### Ernte

Die Blätter werden von Juni bis August geerntet, das Kraut von Mai bis August. Tragen Sie bei der Ernte am besten Handschuhe, da bei empfindlichen Personen Hautreizungen auftreten können. Die Blätter erhöhen die Lichtempfindlichkeit.

Die Früchte werden kurz vor der vollen Reife geerntet. Schneiden Sie die ganzen Dolden ab, trocknen Sie diese an einem luftigen Ort und zupfen dann die Früchte ab.

Die Samen werden im August geerntet, die Wurzel ab September. Nach dem ersten leichten Frost schmeckt die Pastinake noch aromatischer. Ab Winterbeginn oder Dauerfrost ist sie nicht mehr genießbar. Gelagert werden Pastinaken wie Möhren:

im Keller oder im feuchten Sand. So halten sie sich einige Monate, dann werden sie bitter. Temperaturen von weniger als −2 °C vertragen sie gut, auch für längere Zeit.

## Petersilienwurzel

Diese Unterart der Petersilie zeigt den typischen Petersiliengeruch, ihre Blätter sind jedoch größer und weniger aromatisch. Im Anbau ist sie nicht unkompliziert und daher für unerfahrene Gärtner weniger gut geeignet.

### Boden und Aussaat

Die Petersilienwurzel benötigt einen sonnigen, warmen Standort und lockeren, tiefgründigen, humusreichen Boden. Ideal ist die Aussaat im März und April, dann ist der Boden noch feucht genug vom Winter. Sie erfolgt direkt ins Freiland, in aufgelockerte Erde, mit einem Reihenabstand von 30 cm. Die Erde darf nicht zu feucht sein. Nach der Keimung wird nur gegossen, wenn der Boden trocken ist. Die Petersilienwurzel eignet sich auch für den Anbau im Gewächshaus.

### Pflege und Anforderungen

Während der Wachstumsphase braucht die Petersilienwurzel sehr viel Wasser. Im Winter muss sie mit Vlies oder reichlich Laub abgedeckt werden. Gut geeignete Vor- oder Mischkulturen sind Bohnen, Erbsen, Mangold, Rote Bete und Spinat. Als Vorkultur dürfen weder Sellerie noch Möhren gewachsen sein. Frost schadet nur den Blättern, nicht der ganzen Pflanze. Bis die Petersilienwurzel vollständig ausgewachsen ist, dauert es ca. zwei Jahre.

### Ernte

Nach der Ernte im Oktober werden die Petersilienwurzeln in Papier eingeschlagen und dunkel und luftig gelagert. So halten sie sich ca. drei Wochen. Für eine längere Lagerung legen Sie die Wurzeln am besten wie Möhren in eine Kiste mit leicht feuchtem Sand. Zerkleinert und blanchiert können Sie Petersilienwurzel auch einfrieren.

## Pimpinelle

Als wintergrüne Pflanze kann die Pimpinelle fast das ganze Jahr über geerntet und als Salatpflanze genutzt werden. Sie eignet sich auch für die Topfkultur.

### Boden und Aussaat

Die Pimpinelle benötigt durchlässigen, kalkhaltigen, nährstoffreichen und trockenen Boden. Die Aussaat erfolgt ab März direkt ins Freiland, der Abstand zwischen den Reihen sollte 15 cm betragen. Zwei bis vier Wochen nach der Aussaat setzt die Keimung ein. Sobald die Keimblätter sichtbar werden, müssen die kleinen Pflanzen auf 20–25 cm vereinzelt werden.

### Pflege und Anforderungen

Der Boden muss hin und wieder gehackt werden, damit er locker bleibt. Regelmäßiges Gießen und gelegentliches Düngen mit Pflanzenjauche sorgen für ein gesundes Wachstum. Werden die Blütenstände regelmäßig abgeschnitten, können Sie fortlaufend neue, zarte Blätter ernten.

---

Die Pimpinelle muss alle zwei Jahre neu ausgesät werden.

---

### Ernte

Die Blätter können fast das ganze Jahr über einfach abgezupft werden.

## Portulak

Der Echte Portulak (auch Gemüse- oder Sommerportulak) ist nicht zu verwechseln mit dem sogenannten Winterportulak oder Winterpostelein, einer anderen Pflanzenfamilie.

### Boden und Aussaat

Portulak benötigt einen warmen, vollsonnigen Standort und durchlässigen, lockeren, sandigen Boden, der nicht zu feucht sein darf. Ausgesät wird in mehreren Etappen in zweiwöchigem Abstand ab Anfang Mai bis Ende August direkt ins Freiland. Die jungen Pflanzen müssen auf 15–20 cm Abstand vereinzelt werden. Blütezeit ist von Mai bis Oktober. Ziehen Sie Portulak im Topf, wählen Sie ein ausreichend großes Pflanzgefäß, er ist breitwüchsig. Am besten gedeiht er auf einer Fensterbank, wo er viel Sonne bekommt.

### Pflege und Anforderungen

Portulak ist eine schnell wachsende und genügsame Pflanze. Bei Kompostgabe vor der Aussaat werden die Blätter größer und zarter. Wassergaben werden nur bei anhaltender Trockenheit benötigt. Wenn Sie regelmäßig die Triebspitzen kappen, sorgt das für einen buschigeren Wuchs.

### Ernte

Bei anhaltend warmen Temperaturen kann Portulak bereits vier bis sechs Wochen nach der Aussaat geerntet werden. Wenn das untere Drittel der Pflanze stehen bleibt, treibt sie neu aus und bildet neue Stängel und Blätter. So können Sie zwei bis drei Mal ernten. Portulak verdirbt schnell und sollte daher rasch verarbeitet werden.

## Roter Meier

Diese alte Spinatpflanze liebt die Sonne und eignet sich als unkomplizierte Nutz- und Zierpflanze – auch für den Balkon.

### Boden und Aussaat

Der Rote Meier braucht einen vollsonnigen Standplatz und lockeren Boden. Ausgesät wird er ab Ende April direkt ins Beet oder in den Kübel mit einem Abstand von 25 cm zwischen den einzelnen Pflanzen und 25–30 cm zwischen den Reihen. Die Samenkörner sind sehr klein und sollten mit Sand vermischt werden.

### Pflege und Anforderungen

Die Pflanze ist ausgesprochen robust, genügsam, anspruchslos und sehr widerstandfähig gegen Krankheiten und Schädlinge, sogar gegen Schnecken. Gelegentliches Unkrautjäten und Gießen nach Bedarf ist alles, was die Pflanze an Pflege benötigt. Staunässe über längere Zeit wird nicht gut vertragen.

### Ernte

Geerntet werden die jungen Triebe, die 25–30 cm hoch werden.

## Schwarzer Rettich

Der Schwarze Rettich ist auch für Ungeübte leicht selbst anzubauen. Er kann in ausreichend großen Pflanzkübeln auch auf dem Balkon gezogen werden, wo er einen windgeschützten Platz benötigt. Er wächst sehr langsam. Die späten Sorten können erst ca. 14 Wochen nach Aussaat geerntet werden.

### Boden und Aussaat

Die Pflanze benötigt einen sonnigen bis halbschattigen Standort und humosen, lockeren und tiefgründigen Boden. Die Aussaat kann von März bis in den August hinein erfolgen, mit einem Abstand von 25–30 cm zwischen den Pflanzen und 15–20 cm zwischen den Reihen.

### Pflege und Anforderungen

Der Schwarze Rettich steht am besten allein im Beet, da er sehr üppiges Laub entwickelt. Bis die Rüben etwa die Dicke eines Bleistifts erreicht haben, sollte man nur sparsam wässern. Danach muss der Boden gleichmäßig feucht gehalten werden. Der Schwarze Rettich ist nicht winterhart.

### Ernte

Die Ernte ist ab April möglich und sogar bis in den November hinein. Gelagert werden Schwarze Rettiche am besten in einer Kiste in einem kühlen, dunklen Kellerraum mit hoher Luftfeuchtigkeit. Das Laub muss vor der Lagerung entfernt werden.

## Schwarzwurzel

Die Schwarzwurzel ist unkompliziert im Anbau, erfordert jedoch etwas Geduld. Da die Pflanze bis zu 125 cm hoch werden kann und ihre Pfahlwurzel bis zu 50 cm lang, ist sie für die Haltung im Topf nicht geeignet.

### Boden und Aussaat

Schwarzwurzeln benötigen einen sonnigen bis halbschattigen Standort und einen gut gelockerten, humosen, sandigen und tiefgründigen Boden, der nicht zu feucht sein darf. Die Aussaat erfolgt ab Ende Februar bis Anfang April, mit einem Abstand von 30 cm zwischen den Reihen. Es kommt häufig vor, dass sich die Keimung verzögert und die Keimlinge erst nach drei bis vier Wochen erscheinen. Nach der Keimung werden die Jungpflanzen auf 10 cm vereinzelt.

---

## Tipp

---

Die Samen verlieren sehr schnell an Keimkraft. Kontrollieren Sie daher immer das Mindesthaltbarkeitsdatum auf der Packung.

---

### Pflege und Anforderungen

Die jungen Pflanzen brauchen regelmäßig ausreichend Wasser, damit die Wurzelbildung gut verläuft. Eine Düngung mit organischem Gemüsedünger ist ideal. Der Boden muss regelmäßig gehackt und von Unkraut befreit werden.

### Ernte

Schwarzwurzeln werden ab Oktober geerntet, wenn das Laub langsam welk wird. Die Wurzeln sind empfindlich und zerbrechlich, geben Sie gut acht beim Ausgraben. Gelagert werden die Wurzeln am besten in einer Kiste mit Sand im Keller. Genießbar sind sie so lange, wie noch milchiger Saft herausfließt, wenn man die Wurzel zerbricht.

## Steckrübe

Steckrüben eignen sich sehr gut für den Eigenanbau. Sie sind anspruchslos, wachsen auf jedem Boden und auch im Topf.

### Boden und Aussaat

Ideal sind ein sonniger bis halbschattiger Standort und humoser, tiefgründiger Boden. Ausgesät wird Ende Mai bis Ende Juni direkt ins Freiland mit einem Abstand von 40 cm. Wenn Sie im Topf aussäen wollen, können Sie den Abstand etwas verringern. Wählen Sie ein längliches Gefäß. Es muss nicht tief sein, die Knolle wird zur Hälfte über der Erde gebildet.

### Pflege und Anforderungen

Möhren und Zwiebeln sind geeignete Nachbarn, andere Kreuzblütler im Beet werden nicht toleriert. Der Boden muss regelmäßig mit einer Hacke aufgelockert und ausreichend gegossen werden. Als Dünger ist Hornmehl gut geeignet, in der Hauptwachstumsphase auch Brennnesseljauche. Kurze Frostperioden machen der Steckrübe nichts aus.

### Ernte

Die Ernte sollte Ende Oktober erfolgen. Die Rüben werden einfach aus der Erde gezogen, die Blätter lassen sich leicht abdrehen. Eine mit Sand gefüllte Kiste im Keller ist der beste Lagerort.

## Stielmus

Stielmus ist pflegeleicht und lässt sich gut auch im Kübel auf dem Balkon ziehen. Es wird geerntet, noch bevor es zu einer Ausbildung der Rüben kommt. Gegessen werden nur die zarten Blätter und die Blattstiele.

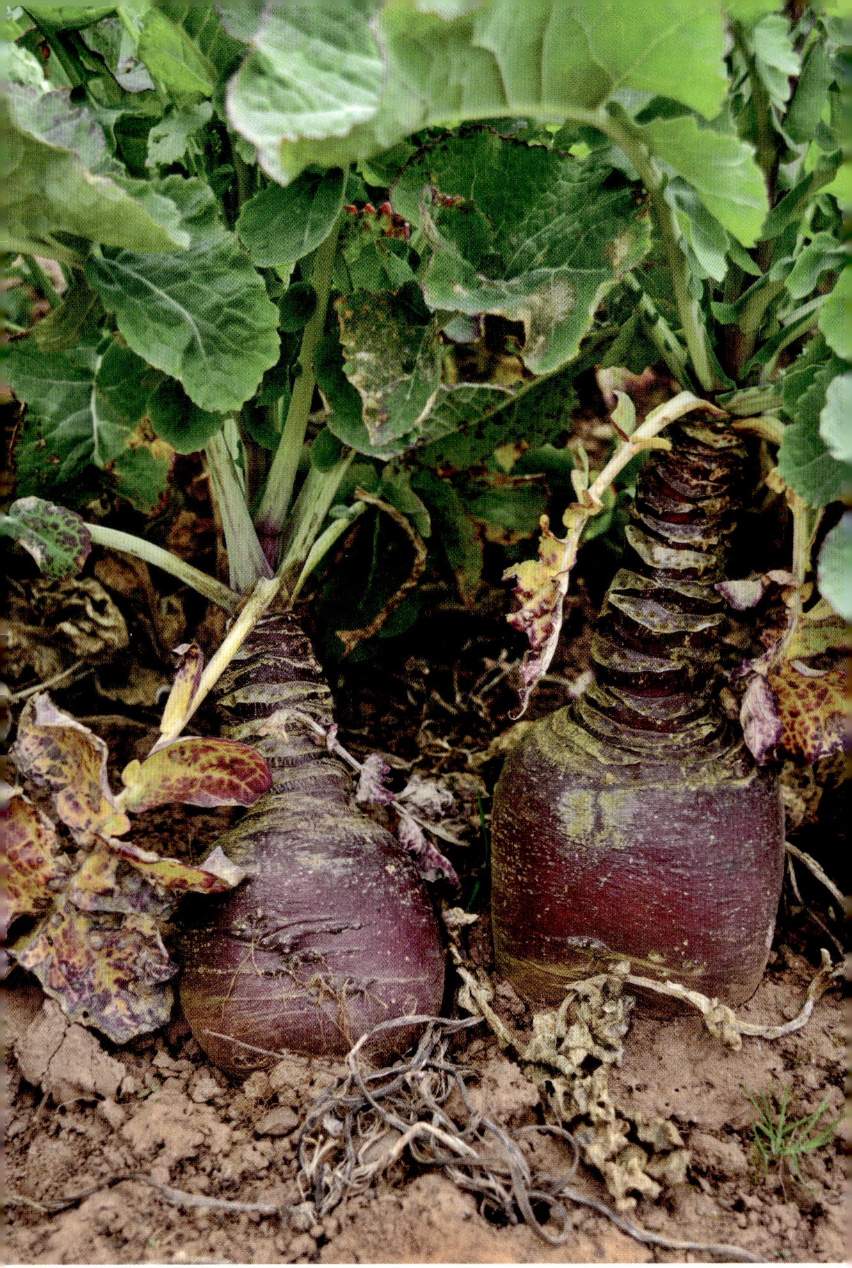

^ Die Rübe wird durch Stecken verpflanzt, daher der Name Steckrübe.

### Boden und Aussaat

Stielmus benötigt einen sonnigen bis halbschattigen Standort und humosen, lockeren und sandigen Boden. Von März bis April wird es direkt ins Freiland bzw. Pflanzgefäß ausgesät, mit einem Abstand zwischen den Reihen von 15–20 cm. Je dichter die Samen gesät werden, desto zarter werden die Blätter. Ca. fünf bis sechs Wochen nach der Aussaat kann schon die Ernte beginnen.

### Pflege und Anforderungen

Aufgrund seiner kurzen Kulturdauer benötigt das Stielmus nur wenig Pflege. Es muss lediglich frei von Unkraut gehalten und bei Trockenheit rechtzeitig gewässert werden. Dünger ist nicht erforderlich.

### Ernte

Geerntet werden mindestens 15 cm lange Stängel, die man dicht über dem Boden abschneidet. Zur kurzfristigen Lagerung werden sie in ein feuchtes Küchentuch eingeschlagen. So halten sie sich im Kühlschrank zwei bis drei Tage.

## Topinambur

Samen sind im Handel nicht erhältlich, daher werden gesunde, vollständige Knollen oder Jungpflanzen mit mehreren Trieben aus dem Gartencenter gepflanzt. Wenn Sie Knollen verwenden, legen Sie diese vor dem Pflanzen für ein paar Tage auf einen Teller mit Wasser und stellen Sie diesen auf eine Fensterbank, wo die Knollen viel Licht bekommen. Die feinen Wurzeln, die sich ausbilden, beschleunigen das Anwachsen. Für den Anbau auf dem Balkon eignet sich die Pflanze aufgrund ihrer Größe nicht.

### Boden und Aussaat

Der Boden sollte tiefgründig und aufgelockert sowie frei von Steinen sein. Die Knollen werden im Abstand von 30–40 cm gesetzt und, wenn Sprossen vorhanden sind, vorsichtig eingegraben. Die Erde um die Pflanzen muss leicht angedrückt und kräftig gewässert werden.

### Pflege und Anforderungen

Topinambur ist ausgesprochen pflegeleicht. Er wächst sowohl in der Sonne als auch im Halbschatten. Lediglich Staunässe verträgt er nicht. Er wächst gern in einer Mischkultur mit Obststräuchern. Da er bis zu drei Meter hoch wird, sollten Sie darauf achten, dass die Sträucher noch genug Sonne bekommen.

---

### Tipp

---

Verwenden Sie eine Rhizomsperre! Topinambur neigt zum Wuchern und breitet sich rasend schnell im Garten aus.

---

### Ernte

Ab Oktober und bis in den folgenden Frühling hinein kann Topinambur geerntet werden. In einer Kiste mit Schichten von feuchter Erde und feuchtem Sand lassen sich die Knollen vier bis fünf Monate lagern.

## Weiße Rübe

Weiße Rüben gibt es in einer Vielzahl von Formen. Die »Runde weiße Rotköpfige« zum Beispiel wird sehr groß, bildet zarte Rüben aus und lässt sich sehr gut einlagern. Das »Ulmer Ochsenhorn« wächst sehr schnell und ist mild im Geschmack. In ausreichend großen Pflanzkübeln kann die Weiße Rübe auch auf dem Balkon gezogen werden.

### Boden und Aussaat

Die Weiße Rübe gedeiht am besten an einem sonnigen bis halbschattigen Standort in lehmigem Sandboden. Im Juli und August wird direkt ins Freiland oder in die Pflanzgefäße ausgesät, mit einem Abstand zwischen den Reihen von 30 cm. Wenn die Keimlinge erscheinen, wird auf 20 cm vereinzelt.

### Pflege und Anforderungen

Ideal ist eine Mischkultur mit Erbsen, Buschbohnen oder Kopfsalat. Andere Kreuzblütler in der Nachbarschaft verträgt sie nicht. Die Weiße Rübe ist sehr pflegeleicht. Sie braucht nur regelmäßig Wasser und darf nicht stark verunkrauten. Dünger ist nicht erforderlich.

### Ernte

Die Ernte beginnt acht bis zehn Wochen nach der Aussaat. Rüben, die nicht zum sofortigen Verbrauch bestimmt sind, werden von Laub befreit und in einer Kiste mit feuchtem Sand im Keller gelagert.

## Weißkohl

Weißkohl ist ein klassisches Herbst- und Wintergemüse. Es gibt aber im Handel auch sehr frühe Sorten, die bereits im Juni reif sind. Seine Kultivierung im Topf ist möglich.

## Boden und Aussaat

Die Pflanze gedeiht am besten an einem sonnigen bis halbschattigen Standort in humosem, lehmigem und gleichmäßig feuchtem Boden. Ausgesät wird im späten Frühling. Wenn die Jungpflanzen zwei bis vier Blätter aufweisen, müssen sie mit 45 cm Abstand so tief eingegraben werden, dass die Erde bis an die Keimblätter reicht.

Wollen Sie Weißkohl im Topf wachsen lassen, ziehen Sie Jungpflanzen aus Samen bereits ab März auf der Fensterbank heran oder Sie kaufen Jungpflanzen im Handel. Jede junge Pflanze benötigt ein Gefäß, das mindestens 20 cm Durchmesser hat und ebenso tief ist, denn Weißkohl braucht viel Platz.

## Pflege und Anforderungen

Weißkohl verträgt sich gut mit Sellerie und Tomaten als Nachbarn. Andere Kreuzblütler und Kohlarten werden nicht toleriert. Als Starkzehrer benötigt Weißkohl ausreichend Wasser und viele Nährstoffe. Die Köpfe bilden sich gut aus, wenn der Boden regelmäßig gehackt und gemulcht wird. Brennnesseljauche ist der ideale Dünger.

## Ernte

Je nach Sorte ist Weißkohl zwischen Juni und Oktober erntereif. Bis Ende Oktober werden die Sorten geerntet, aus denen Sauerkraut hergestellt wird. Gut ausgereifte Köpfe lagern am besten in feuchten, kühlen Kellerräumen. Geschnitten und blanchiert kann Weißkohl auch eingefroren werden.

# Kochen mit dem Traditionsgemüse

*Wer Gemüse isst, wird stark.*

Aus China

Kennen Sie den Spruch »Iss nur das, was deine Oma auch essen würde«? Tatsächlich steckt viel Wahrheit darin. Industrialisierung und Massenproduktion haben eine Reihe von Zusatzstoffen mit langen, komplizierten Namen oder ominösen Abkürzungen auf den Plan gerufen. Vielfach verdient unser Essen gar nicht mehr die Bezeichnung *Lebens*mittel. Mit alten Gemüsesorten auf dem Teller hingegen machen Sie alles richtig: Sie ernähren sich nachhaltig gesund und werden zudem mit einer besonderen Geschmacksvielfalt belohnt.

## Was Oma noch wusste: Basics der gesunden Ernährung

In der Generation unserer (Ur-)Großeltern wurde das Obst und Gemüse verarbeitet, das im eigenen Garten wuchs oder der Bauer im Dorf verkaufte. Was es vor Ort nicht gab, kam nicht auf den Tisch. So einfach war das. Heute genießen wir Erdbeeren im Winter, exotische Früchte das ganze Jahr über, fertige Gewürzmischungen und, wenn es schnell gehen muss, Tiefkühlpizza oder Fertiggerichte. Bei aller verständlichen Freude über die unzähligen Möglichkeiten vergessen wir schnell, dass die Umwelt leidet und die Qualität verloren geht. Kennen Sie alle Inhaltsstoffe der Nahrungsmittel, die Sie Tag für Tag essen? Vermutlich nicht. Böse Zungen behaupten, das sei auch besser so ... Chemie und Gentechnik nehmen immer stärker Einfluss auf unser Essen. Wie sich das langfristig auf unsere Gesundheit auswirken wird – wer weiß das schon genau?

»Zurück zur Natur«, soweit irgend möglich, verspricht hier eine gute Lösung. Die Rückbesinnung auf alte Werte und Traditionen kann im wahrsten Sinne des Wortes heil und gesund machen. Der Generation unserer Großeltern war vieles noch ganz selbstverständlich:

- Wähle möglichst frische, unverarbeitete Nahrungsmittel.
- Orientiere dich bei der Auswahl an regionalen Produkten der Jahreszeit.
- Iss möglichst regelmäßig.
- Hör auf zu essen, bevor du völlig satt bist.
- Iss nicht jeden Tag Fleisch, sondern nur zu besonderen Gelegenheiten, z.B. als Sonntags- oder Festtagsbraten.
- Bevorzuge im Winter warme Speisen, im Sommer lauwarme – keine eiskalten, sie schaden der Verdauung.
- Verwende frische Gewürze, sie geben nicht nur dem Essen besonderen Geschmack, sondern fördern auch die Gesundheit.

Sich wieder etwas mehr an diesem alten Wissen zu orientieren, ist ein Anfang. Des Weiteren sollten wir die alten Kulturpflanzen zurück in Garten und Küche holen. Sie sind nicht nur gesunde, bekömmliche Nahrung, sondern auch eine Wohltat für den Boden. Sie schmecken frisch und ursprünglich und unter ihnen sind sogar echte Delikatessen, wie z. B. das Mairübchen. Ein weiteres großes Plus: Die alten Kulturpflanzen tragen zum Erhalt der Artenvielfalt bei.

## Fett – viel besser als sein Ruf

Die butter- und sahnehaltige Küche unserer Großeltern, das fette Fleisch und das Gemüse mit Speck erfuhr in den letzten Jahrzehnten eine radikale Ächtung. Produkte mit den Bezeichnungen »mager«, »leicht« und »fettreduziert« hielten Einzug in die Supermarktregale.

Wie so oft, hat sich auch hier ein Trend verselbstständigt. Tatsächlich braucht der Körper Fett – u. a. als Energie, Wärmeschutz und Schutzpolster für innere Organe, zum Transport von fettlöslichen Vitaminen, Aromen und Geschmacksstoffen. Omas berühmter Stich Butter am Möhrengemüse war also sinnvoll, denn nur mit Fett kann sich das Vitamin A aus den Möhren lösen. Ein Mangel an Fett verringert die Leistungsfähigkeit, schwächt das Immunsystem und führt zu neurologischen Störungen, um nur einige der Symptome zu nennen.

Zu viel Fett ist natürlich ungesund. Doch greifen Sie wieder zu Butter, am besten in Bio-Qualität. Die Bezeichnung »Gute Butter« hat einen Grund! Wenn Sie dann noch hochwertige Pflanzenöle und in Maßen Samen und Nüsse verwenden, haben Sie schon viel für eine gute Fettversorgung getan. Und vielleicht kehren Sie als Fleischesser zurück zur Tradition des (qualitativ hochwertigen) Sonntagsbratens.

# Küchen-Know-how: Tricks und Tipps zur Verarbeitung

Würden Sie gern mit Steckrüben, Petersilienwurzel oder Weißkohl kochen, sind aber unsicher, wie sie verarbeitet werden? Keine Sorge, das ist nicht schwer. Die Basics für den Umgang mit den alten Sorten sowie ein paar Tipps und Tricks finden Sie nachfolgend zusammengestellt.

## Gartenmelde

Vor ca. 80 Jahren war die Gartenmelde noch in ganz Deutschland als Gemüse verbreitet. Vor allem in der rheinischen Küche diente sie als Zutat für feine Gerichte. Die jungen Blätter eignen sich wunderbar für Salat. Mit den Blättern der Roten Gartenmelde lassen sich auffallende Salat-Dekorationen zaubern. Aus älteren Meldeblättern können Sie Suppen, Gemüsegerichte, Aufläufe und Snacks zubereiten. Der Bitterstoff-Geschmack wird gemindert, wenn Sie die Blätter vor der Verwendung kurz blanchieren. Die Samen ergeben auch ein feines Gewürz: In ein Tuch drücken und abreiben, dann ca. eine Stunde bei 250 °C im Backofen rösten.

## Gelbe Bete

Im Gegensatz zu Roter Bete färbt Gelbe Bete nicht ab, Sie brauchen also bei der Verarbeitung keine Handschuhe. Die Beten werden unter fließendem Wasser abgebürstet, in kaltes Salzwasser gelegt und mit der Schale ca. 30 Minuten gekocht. Danach lässt sich die Schale leicht entfernen. Eine Delikatesse sind ganze Knollen, gebacken, gegart oder geröstet und mit Fleur de Sel bestreut.

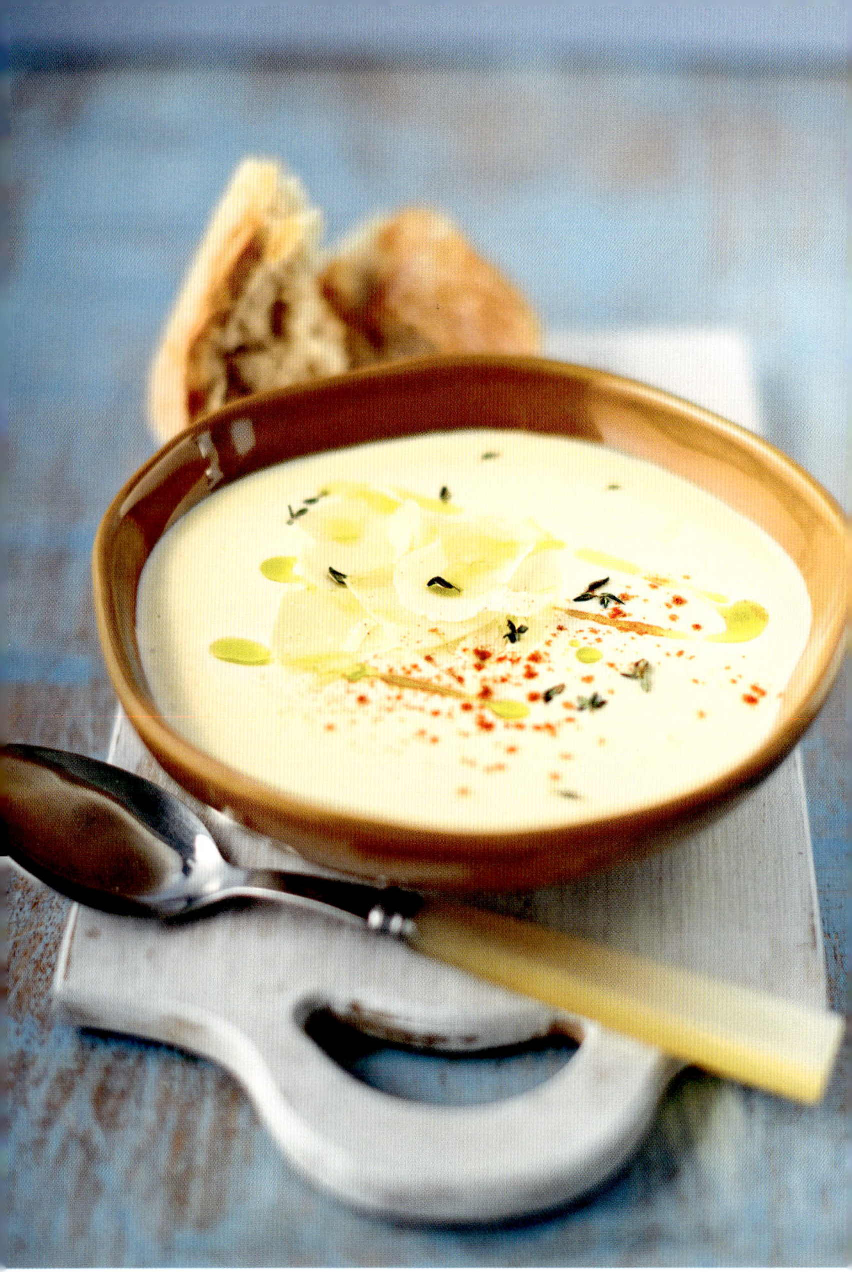

^ Pastinaken lassen sich wunderbar zu cremigen Suppen verarbeiten.

## Guter Heinrich

Die jungen Blätter und Triebe verfeinern Salate und können wie Spinat zubereitet werden. Klein gehackte Blätter eignen sich gut für Füllungen. Blüten und Blütenknospen lassen sich wie Spargel nutzen. Die leicht gerillten, dunkelbraunen bis fast schwarzen Samen ergeben abgekocht, abgeseiht und gemahlen ein Mehl, das sich zum Brotbacken eignet. Geröstet dienen sie als Kaffeeersatz, Brei oder Teig für Pfannkuchen.

## Haferwurzel

Ihr Geschmack erinnert an Austern, daher auch der Name Gemüse-Auster. Sie muss nicht geschält werden. Ideal ist die Haferwurzel als Suppe püriert, als Beilage zu Fisch oder als wärmende Speise im Winter, gekocht oder gebacken. Wenn Sie die Wurzel rösten, erhalten Sie einen gut schmeckenden Ersatz für Kaffee.

## Pastinake

Pastinaken sind sehr vielseitig verwendbar: roh geraspelt, gebacken, gegart, gebraten, gekocht und sogar für die Zubereitung von knusprigen (Gemüse-)Pommes frites. Entfernen Sie vor der Verarbeitung das Endstück und den oberen Teil des Kopfstücks. Junge Pastinaken müssen nicht geschält, sondern nur mit der Gemüsebürste gereinigt werden. Je größer die Pastinake, desto dicker ist die Schale.

Schalenreste können Sie weiterverwenden, zum Beispiel für die Herstellung einer Gemüsebrühe. Die geschälten Pastinaken werden in kaltes Wasser gelegt, damit sie nicht braun anlaufen. Dunkle Flecken können Sie, wie bei Kartoffeln, einfach herausschneiden. Bei sehr großen Pastinaken ist der Mittelteil oft sehr trocken und holzig und sollte entfernt werden.

## Petersilienwurzel

Kaufen Sie kleine Wurzeln und achten Sie beim Einkauf darauf, dass die Schale fest und unbeschädigt ist und die Blätter saftig aussehen. Verarbeitet werden Petersilienwurzeln wie Möhren, sie müssen allerdings nicht unbedingt geschält werden.

## Pimpinelle

Die Pimpinelle gehört zu den traditionell verwendeten Kräutern für die Frankfurter Grüne Soße. Verwenden Sie möglichst nur die jungen Blätter, die älteren schmecken bitter. Die gehackten Blätter eignen sich sehr gut für Kräuterbutter und Kräuterquark, als Brotbelag oder im Salat. Wenn Sie die Blätter für warme Speisen verwenden wollen, geben Sie sie erst nach dem Kochen dazu, sonst verlieren sie an Aroma.

## Portulak

Portulak wird am besten roh im Salat gegessen, so entfaltet er seinen würzigen Geschmack am besten. Sie können die Blätter und Stiele aber auch wie Gemüse dünsten, dann schmecken sie ähnlich wie Spinat. Kräuterbutter und Kräuterquark gibt Portulak eine intensive Geschmacksnote: erfrischend, leicht nussig, leicht salzig und säuerlich.

## Roter Meier

Roter Meier kann wie Spinat gedünstet, roh als Salat gegessen oder zu Pesto verarbeitet werden. Seine Samen lassen sich wie Hirse verwenden.

---

Beim Kochen verliert der Rote Meier seine Farbe.

---

## Schwarzer Rettich

Schwarzer Rettich wird roh zu einer Brotzeit gegessen oder fein geraspelt für Salat verwendet. Gesalzen verliert er ein wenig an Schärfe. Die Schale ist ungenießbar, daher muss der Rettich geschält oder abgeschabt werden. Schwarzer Winterrettich ist länglich oder rund und etwas fester und schärfer als Sommerrettich. Achten Sie beim Kauf darauf, dass der Rettich fest und nicht zu groß ist und eine unbeschädigte Schale hat.

## Schwarzwurzel

Schwarzwurzeln werden unter fließendem Wasser mit einer Gemüsebürste kräftig geschrubbt. Die Wurzeln färben stark ab und sondern einen milchigen, klebrigen Saft ab, tragen Sie daher möglichst Handschuhe und eine Schürze. Legen Sie die geschälten Wurzeln sofort in Essig- oder Zitronenwasser, sie verfärben sich sonst schnell braun.

## Steckrübe

Der herb-süßliche Geschmack der Steckrübe ist gewöhnungsbedürftig. Geben Sie ihr dennoch eine Chance – kein anderes Gemüse bringt Sie so gesund durch den Winter. Achten Sie beim Einkauf darauf, dass die Frucht prall ist und eine glatte Schale hat. Die Schale darf nicht beschädigt sein und keine Wurmlöcher enthalten. Kleine Steckrüben schmecken zarter und aromatischer, sehr große Steckrüben sind häufig holzig.

Die Steckrübe wird unter fließendem Wasser mit einer Gemüsebürste abgeschrubbt. Vor dem Schälen müssen das untere Ende und der Strunkansatz entfernt werden. Zum Zerkleinern brauchen Sie ein scharfes Messer. Legen Sie die Steckrübe auf die Seite, sodass sie nicht wegrollen kann, und schneiden Sie sie von oben nach unten in der Mitte durch. Die Hälften werden auf die Schnittflächen gelegt und ebenfalls halbiert.

## Stielmus

Eine gute Qualität erkennen Sie an hellen, zarten Stielen, kleinen Rüben und saftig wirkendem Grün. Vor dem Verarbeiten wird der untere Strunk abgeschnitten. Spülen Sie das Stielmus in stehendem Wasser gründlich durch und streifen Sie die Blätter von den Stängeln. Harte Fäden und braune Stellen müssen von den Stielen entfernt werden. Die Stiele werden am besten vorab in Zwiebelbutter gedünstet, die Blätter haben eine kürzere Garzeit.

## Topinambur

Topinambur wird ähnlich wie Kartoffeln zubereitet. Sie können ihn auch roh im Salat verwenden oder als Smoothie trinken. Waschen Sie die Knolle unter fließendem kaltem Wasser und verwenden Sie ggf. eine Gemüsebürste. Dunkle Stellen werden herausgeschnitten. Die Schale ist sehr dünn und muss nicht entfernt werden. Wollen Sie Topinambur doch schälen, kochen Sie ihn zunächst, dann lässt sich die Schale besser ablösen.

### Tipp

Topinambur ist sehr reich an Ballaststoffen. Beginnen Sie am besten zunächst mit kleinen Mengen und steigern Sie dann langsam, um Magenbeschwerden vorzubeugen.

## Weiße Rübe

Weiße Rüben ähneln im Geschmack dem Rettich und dem Meerrettich. Sie sind sehr vielseitig verwendbar: Roh im Salat, als Beilage zu herzhaften Gerichten, im Eintopf, gedünstet oder glasiert. Sie werden gründlich geputzt und gewaschen, Schälen ist nicht unbedingt erforderlich. Die Blätter lassen sich wie Petersilie verwenden. Kugelförmige Sorten sind aromatischer, längliche Sorten herber im Geschmack. Kümmel sorgt für eine bessere Bekömmlichkeit von Gerichten mit Weißen Rüben. Die Rübe eignet sich übrigens sehr gut als Babykost, weil sie fast völlig unbelastet von Nitraten ist.

## Weißkohl

Frischen Weißkohl erkennen Sie an festen, geschlossenen Köpfen ohne dunkle Stellen. Die Blätter quietschen, wenn man sie aneinanderreibt. Vor der Verarbeitung werden die äußeren Blätter entfernt, und der Kopf wird in vier Teile geteilt. Den Strunk schneiden Sie am besten keilförmig aus den Vierteln heraus.

Und nun ruft der Herd! Alle hier vorgestellten Rezepte sind leicht nachzukochen, auch wenn Sie wenig Erfahrung in der Küche haben. Einige der alten Sorten entfalten ihre Heilkräfte sogar am besten, wenn sie roh verzehrt werden, idealerweise in Smoothies. Klein schneiden, in den Mixer geben, frisch trinken – so einfach (und so lecker) kann gesunde Ernährung sein. Ich wünsche Ihnen viel Experimentierfreude und spannende Geschmackserfahrungen beim Kochen und Backen mit dem alten Gemüse.

Wenn nicht anders vermerkt, beziehen sich die Temperaturangaben für den Backofen auf Ober- und Unterhitze.

# Suppen und Salate

## Bunte Gartenmelde-Gemüse-Suppe

▸ vegan, bekömmlich und nahrhaft

*Für 4 Personen*

5 kleine Kartoffeln
1 Möhre
1 grüne Paprika
1 Tomate
1 Zwiebel
1 Bund Dill
500 g Gartenmelde
etwas Öl
Salz, Pfeffer
etwas Sojasahne

Kartoffeln, Möhre, Paprika, Tomate waschen und in Würfel schneiden. Die Zwiebel abziehen und ebenfalls würfeln. Den Dill waschen, trocken schütteln und hacken. Die Gartenmelde ebenfalls waschen und trocknen, von den Stielen befreien und die Blätter in feine Streifen schneiden. Kartoffeln und Gemüse ohne Gartenmelde und Dill leicht anbraten, mit 1,5 l Wasser ablöschen, salzen und pfeffern. Köcheln lassen, bis die Kartoffeln gar sind. In den letzten drei Minuten Dill und Gartenmelde mitkochen. Vor dem Servieren einen Schuss Sojasahne dazugeben.

## Feine Gelbe-Bete-Suppe

▸ mild und wärmend

*Für 4 Personen*

3 Gelbe Beten
2 Kartoffeln
1 Zwiebel
1 Knoblauchzehe
2 EL Olivenöl
100 ml Weißwein
800 ml Gemüsebrühe
etwas Gelbe Bete zum Garnieren
2 Stängel Petersilie
2 EL Pistazien
50 ml Sahne
Salz, Pfeffer aus der Mühle

Gelbe Beten und Kartoffeln schälen und in Stücke schneiden. Zwiebeln und Knoblauch abziehen und würfeln, dann in dem Öl 2 Minuten sanft anbraten. Kartoffeln und Gelbe Beten kurz mit anbraten und mit Weißwein und Gemüsebrühe ablöschen. Bei mittlerer Temperatur 15 Minuten köcheln lassen.

In der Zwischenzeit die Garnierung vorbereiten: Gelbe Bete waschen, putzen und fein hobeln, Petersilie waschen, trocken schütteln und die Blättchen abzupfen, die Pistazien klein hacken. Nach Garzeitende die Sahne zur Suppe geben, alles fein pürieren und mit Salz und Pfeffer abschmecken. Die Suppe mit der Garnierung bestreut servieren.

## Pastinakencremesuppe

► bekömmlich und magenfreundlich

*Für 4 Personen*

750 ml Gemüsebrühe
500 g Pastinaken
3 EL Öl
1 Zwiebel
1 TL Curry
1 EL Mehl
200 g Sahne
Salz, Pfeffer
Muskat
1 süßer Apfel
1 Bund Schnittlauch
etwas Crème fraîche

Die Gemüsebrühe zum Kochen bringen. Die Pastinaken schälen, in Stücke schneiden, 15 Minuten in der Brühe garen, dann fein pürieren. Das Öl erhitzen. Die Zwiebel abziehen, würfeln und darin glasig dünsten. Curry und Mehl dazugeben. Wenn die Zwiebeln leicht bräunlich sind, die pürierten Pastinaken unterheben und alles gut vermischen. Die Sahne angießen, mit Salz, Pfeffer und Muskat abschmecken. Den Apfel schälen und in die Suppe reiben. Den Schnittlauch waschen, trocken schütteln und in Röllchen schneiden. Die Suppe auf Teller verteilen, mit je einem Klecks Crème fraîche verzieren und mit dem Schnittlauch bestreuen.

## Pimpinellesuppe

▸ vegan, gut für die Frühjahrskur

*Für 4 Personen*

500 g mehligkochende Kartoffeln
1 Zwiebel (ca. 100 g)
2 EL Rapsöl
1 l Gemüsebrühe
Salz, Pfeffer
Muskat
100 ml Sojasahne
50 g frische Pimpinelle

Die Kartoffeln schälen und in Stücke schneiden. Die Zwiebel abziehen und würfeln. Das Öl erhitzen, die Zwiebel darin glasig dünsten. Die Gemüsebrühe angießen, die Kartoffelstücke dazugeben, alles aufkochen und 10 Minuten köcheln lassen. Pürieren, mit Salz, Pfeffer und Muskat abschmecken. Die Sojasahne halb steif schlagen und unterheben. Die Pimpinelle waschen, trocken schütteln, die Blätter von den Stielen zupfen und fein hacken. In die Suppe geben und diese sofort servieren.

## Portulak-Avocado-Suppe

▸ erfrischend und nährstoffreich

*Für 4 Personen*

1 Zwiebel
1 Knoblauchzehe
2 EL Olivenöl
100 ml Weißwein
500 ml Gemüsebrühe
250 ml Sahne

200 g Portulak
200 g Avocadofruchtfleisch
Salz, Pfeffer

Zwiebel und Knoblauchzehe abziehen und sehr fein schneiden. In dem Olivenöl andünsten, ohne dass sie Farbe annehmen. Mit dem Weißwein ablöschen, Gemüsebrühe und Sahne angießen, alles 10 Minuten köcheln lassen. In der Zwischenzeit den Portulak waschen und in der Salatschleuder trocknen. In die Suppe geben und 5 Minuten mitköcheln lassen. Das Avocadofleisch dazugeben und alles fein pürieren. Die Suppe kurz aufkochen lassen, dann mit Salz und Pfeffer abschmecken.

### Bunter Petersilienwurzelsalat

▸ vegan, aromatisch und bekömmlich

*Für 4 Personen*

2 rote Zwiebeln
4 grüne Spitzpaprika
4 Petersilienwurzeln
2 EL Walnussöl
2 EL Olivenöl
2 EL Himbeeressig
2 Msp. Meerrettich
Salz, Pfeffer

Zwiebeln abziehen und in feine Ringe schneiden. Paprika putzen, dabei die Kerne entfernen, und ebenfalls in dünne Ringe schneiden. Petersilienwurzeln schälen und möglichst fein raspeln. Aus Walnussöl, Olivenöl, Himbeeressig und Meerrettich ein Dressing bereiten, mit Salz und Pfeffer abschmecken. Zwiebelringe, Paprikaringe und Petersilienwurzel vermengen, das Dressing darübergießen und alles gründlich durchmischen. Den Salat 5 Minuten ziehen lassen, dann servieren.

## Guter-Heinrich-Schafskäse-Salat

▸ herzhaft und sättigend

*Für 4 Personen*

200 g kleine, junge Blätter Guter Heinrich
200 g Cherrytomaten
1 Zwiebel
2 Knoblauchzehen
3 EL Olivenöl
200 g Schafskäse
Salz, Pfeffer
Zitronensaft
gemischte Kräuter (Minze, Rosmarin, Salbei, Thymian)

Die Guter-Heinrich-Blätter waschen und vorsichtig trocknen. Die Cherrytomaten waschen und halbieren. Die Zwiebel und den Knoblauch abziehen und fein hacken, dann in dem Öl 4 Minuten glasig dünsten. Die Pfanne vom Herd nehmen. Den Schafskäse zerbröckeln, mit den Tomaten in die Pfanne geben und alles mit Salz, Pfeffer und wenig Zitronensaft abschmecken. Die Guter-Heinrich-Blätter auf Tellern anrichten und die Tomaten-Schafskäse-Mischung darüber verteilen. Den Salat mit den Kräutern garniert servieren.

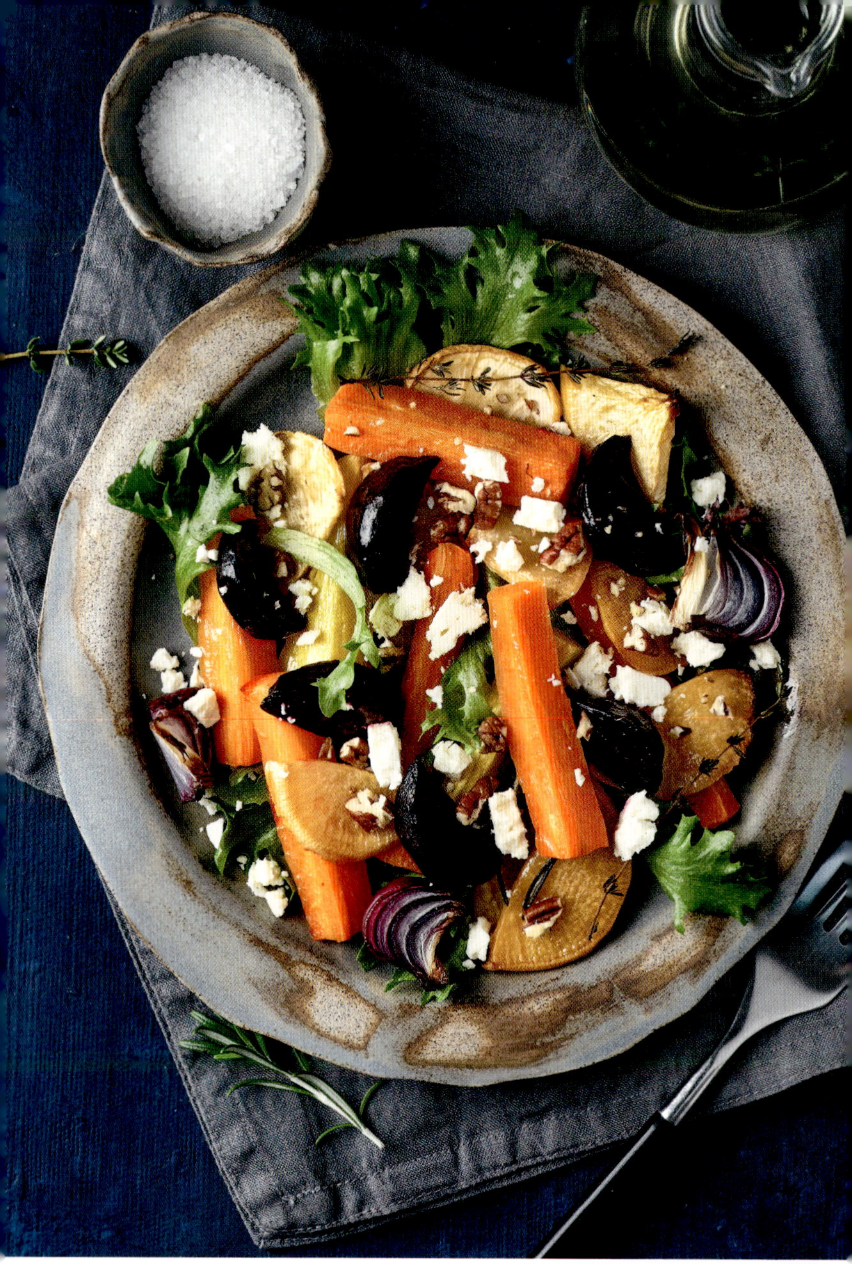

^ Auch im Salat ist die Steckrübe ein Highlight.

## Schwarzwurzel-Schinken-Salat

▸ herzhaft und nährstoffreich

*Für 4 Personen*

500 g Schwarzwurzeln

Salz

Saft von ¼ Biozitrone

1–2 EL trockener Weißwein

3 EL Mayonnaise

150 g Kochschinken

2 hart gekochte Eier

1 EL Kerbel

1 EL Petersilie

4 große Blätter Kopfsalat

Die Schwarzwurzeln putzen, schälen und in 4 cm lange Stücke schneiden. In leicht gesalzenes Wasser geben, den Zitronensaft hinzufügen und in 15–20 Minuten bißkochen. Das Wasser abgießen und den Weißwein sowie die Mayonnaise zu den Schwarzwurzeln geben. Den Kochschinken in Streifen schneiden, die Eier pellen und in Scheiben schneiden, beides ebenfalls dazugeben. Alles leicht salzen, Kerbel und Petersilie unterheben und den Schwarzwurzelsalat auf den Kopfsalatblättern anrichten.

## Steckrüben-Möhren-Salat

▸ vegan, liefert Energie

*Für 4 Personen*

400 g Steckrüben

400 g Möhren

3 EL Öl

1 TL Salz

2 TL Zucker
schwarzer Pfeffer
2 EL Zitronensaft
2 EL Weinessig
2 EL heller Balsamico

Steckrüben und Möhren schälen und in grobe Stücke schneiden. In der Küchenmaschine raspeln, dann in eine Schüssel geben und das Öl unterrühren. Aus den restlichen Zutaten eine Marinade rühren. Über den Salat geben und diesen 30 Minuten durchziehen lassen.

## Topinambur-Grünkohl-Salat

▸ vegan, immunstärkend

*Für 4 Personen*

500 g Topinambur
240 g Grünkohl
300 g Apfel
2 Knoblauchzehen
2 EL Kürbiskernöl
6 EL Apfelessig
Kräutersalz
Zimt

Topinambur in mundgerechte Stücke schneiden. Vom Grünkohl die Stängel entfernen, die Blätter in Streifen schneiden. Den Apfel schälen und fein würfeln. Alles in einer Schüssel miteinander mischen. Die Knoblauchzehen abziehen. Aus Kürbiskernöl, Apfelessig, gepresstem Knoblauch, etwas Kräutersalz und Zimt ein Dressing zubereiten. Den Salat etwas durchziehen lassen.

# Haupt- und Zwischengerichte

## Exotische Stielmuspfanne

▸ vegan und nahrhaft

*Für 4 Personen*

300 g Basmatireis
1 TL Salz
1 Zwiebel
1 Stück Bioingwer (ca. 2 cm)
2 Möhren
250 g Champignons
350 g Stielmus
2 EL Kokosöl
2 Knoblauchzehen
1 TL gemahlener Kreuzkümmel
1 TL gemahlene Kurkuma
1 TL gemahlener Koriander
etwas Chilipulver
100 g rote Linsen
100 ml Wasser
100 ml Kokosmilch
2 EL Sesampaste (Tahin)

Den Reis zubereiten. Die Zwiebel abziehen und fein würfeln. Den Ingwer putzen und in feine Scheiben schneiden. Die Möhren schälen und fein würfeln. Die Champignons putzen und in dünne Scheiben schneiden. Das Stielmus waschen und in feine Streifen schneiden.

Das Kokosöl erhitzen und Zwiebel sowie Ingwer darin anschwitzen. Die Knoblauchzehen abziehen und dazupressen.

Nach 3 Minuten Gewürze, Möhren und Champignons hinzufügen und ca. 5 Minuten sanft anbraten. Dann Linsen, Wasser und Kokosmilch dazugeben und 10 Minuten kochen lassen. Das Stielmus unterheben, alles erneut aufkochen und die Sesampaste zum Andicken unterheben.

### Deftiger Schwarzwurzelauflauf

▸ wärmend und stärkend

*Für 4 Personen*

3 EL Olivenöl
400 g Hackfleisch
1 Zwiebel
2 EL Tomatenmark
500 ml Gemüsebrühe
Salz, Pfeffer
1 EL frischer oder 1 TL getrockneter Thymian
40 g Butter
30 g Mehl
100 ml Sahne
200 g geriebener Bergkäse
6 EL Weißweinessig
1 l kaltes Wasser
500 g Schwarzwurzeln
250 g Staudensellerie

Das Öl erhitzen und das Hackfleisch darin krümelig anbraten. Die Zwiebel abziehen, fein würfeln und dazugeben. Das Tomatenmark hinzufügen und kurz mit erhitzen. Mit 200 ml Gemüsebrühe ablöschen und 20 Minuten sanft köcheln lassen. Mit Salz, Pfeffer und Thymian abschmecken.

Die Butter erhitzen und das Mehl darin kurz anschwitzen. Mit der restlichen Gemüsebrühe und der Sahne ablöschen, kurz aufkochen, dann bei geringer Hitze 5 Minuten köcheln lassen. Die Hälfte des Käses dazugeben und schmelzen lassen, dabei ständig rühren.

Den Essig und das Wasser mischen. Die Schwarzwurzeln schälen, sofort in das Essigwasser legen und 3 Minuten in Salzwasser blanchieren.

Den Sellerie putzen und längs halbieren. Das Hackfleisch in eine vorbereitete Auflaufform füllen. Die Schwarzwurzeln gut abtropfen lassen und mit dem Sellerie darüber verteilen. Die Käsemischung angießen. Zum Schluss den restlichen geriebenen Käse gleichmäßig über dem Auflauf verteilen und diesen bei 180 °C 30 Minuten backen.

## Gartenmelde-Ziegenkäse-Snack

▸ fein, leicht, für warme Sommerabende

*Für 4 Personen*

8 große Meldeblätter
400 g Ziegenkäse
etwas Olivenöl
Saft von 1 Biozitrone
frische Kräuter (Basilikum, Lavendel, Oregano, Rosmarin, Thymian)

Die Meldeblätter vorsichtig säubern. Den Ziegenkäse in dünne Scheiben schneiden und in die Blätter wickeln. Die Käsepäckchen in eine Form legen und mit Olivenöl sowie Zitronensaft übergießen. Die Kräuter darüberstreuen und 3–4 Stunden ziehen lassen. Mit frischem Baguette servieren.

## Gelbe-Bete-Risotto

▸ leicht und bekömmlich

*Für 4 Personen*

2 Gelbe Beten
4 Schalotten
1 Knoblauchzehe
1 EL Olivenöl
240 g Risottoreis
100 ml Weißwein
800 ml Gemüsebrühe
Salz, Pfeffer
50 g geriebener Parmesan
100 g Blauschimmelkäse (milde Sorte)
schwarzer Pfeffer aus der Mühle

Die Gelben Beten schälen und in feine Würfel schneiden. Die Schalotten abziehen und ebenfalls fein würfeln. Die Knoblauchzehe abziehen und sehr fein hacken. Gelbe Bete in dem Olivenöl 10 Minuten anschwitzen. Die Schalotten dazugeben und glasig dünsten. Risottoreis und Knoblauch hinzufügen und leicht anbraten, dabei stetig rühren. Mit dem Weißwein ablöschen. Ist der Wein verdampft, einen Teil der Brühe angießen. Regelmäßig umrühren und Brühe hinzufügen, bis der Reis gar ist und die Brühe aufgenommen hat. Das Risotto mit Salz und Pfeffer abschmecken, den Parmesan unterrühren. Auf Teller verteilen, zuletzt zerkrümelten Blauschimmelkäse und etwas Pfeffer aus der Mühle darübergeben.

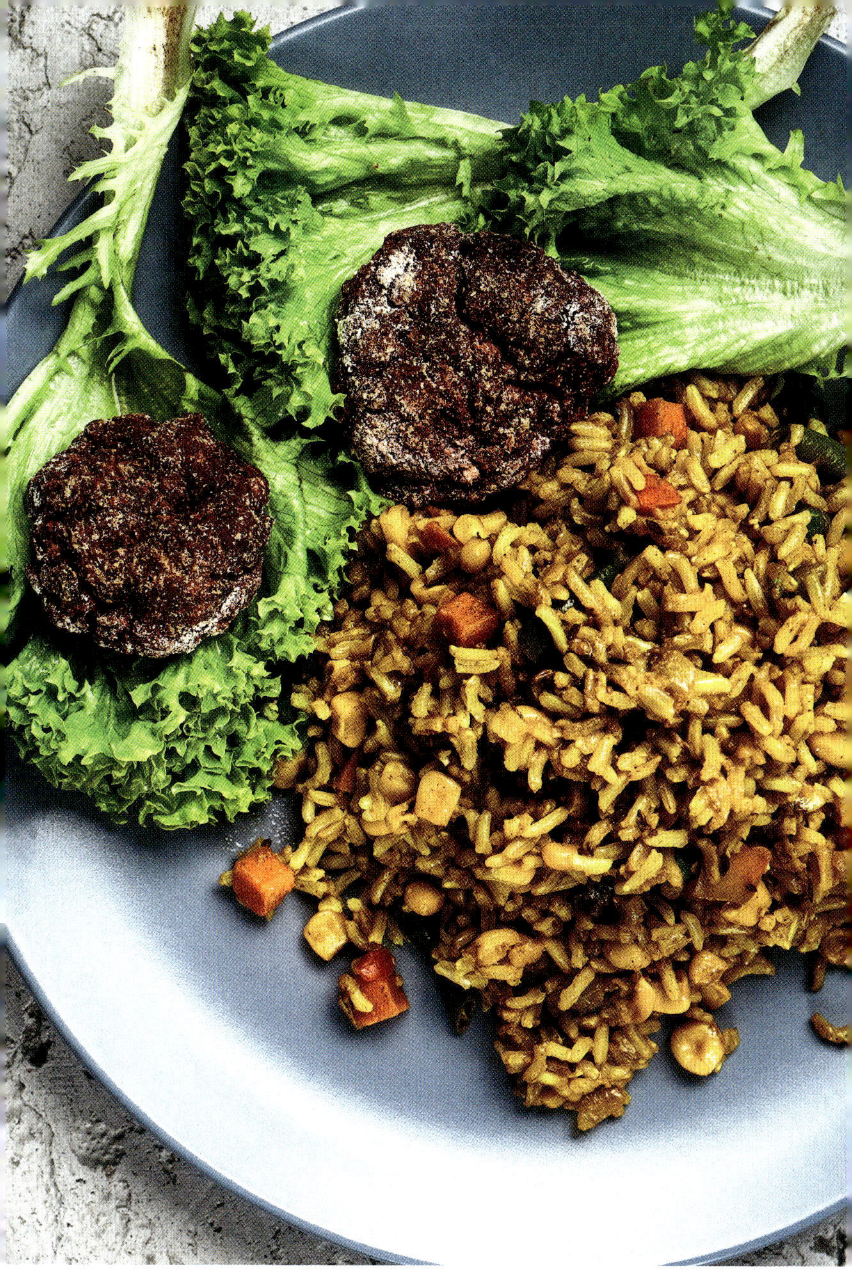

^ Gut geeignet, um Gäste zu verwöhnen: Gelbe-Bete-Risotto

## Haferwurzel-Pastinaken-Pfanne

▸ vegan, liefert Energie

*Für 4 Personen*

400 g Kartoffeln
300 g Pastinaken
etwas Öl
etwas Gemüsebrühe
Salz
Muskat
500 g Haferwurzeln
etwas Olivenöl
Salz, Pfeffer
Haferwurzelgrün zum Garnieren

Die Kartoffeln schälen und weich kochen. Die Pastinaken schälen, grob würfeln und 15 Minuten garen. Kartoffeln und Pastinaken mischen, etwas Öl und Gemüsebrühe angießen, mit Salz und Muskat würzen und pürieren.
Die Nebenwurzeln von den Haferwurzeln abtrennen. Die Haferwurzeln mit der Gemüsebürste reinigen und längs halbieren, den oberen Teil abschneiden. Die Haferwurzeln in etwas Olivenöl 10 Minuten anbraten, sie sollen goldbraun sein. Mit Salz und Pfeffer abschmecken, über das Püree geben und mit dem Haferwurzelgrün garniert servieren.

## Herzhafte Topinambur-Spiegeleipfanne

▸ wärmend und stärkend

*Für 4 Personen*

150 g Speck
2 EL Butterschmalz

2 kleine Zwiebeln
500 g Topinamburknolle
½ TL Kümmel
Pfeffer aus der Mühle
½ TL Meersalz
1 EL Butter
4 Eier

Den Speck würfeln und in dem Butterschmalz auslassen. Die Zwiebeln abziehen, fein würfeln und dazugeben. Topinambur schälen, in Scheiben schneiden und ebenfalls dazugeben, abschmecken. In einer Pfanne die Butter auslassen und die Eier darin anbraten. Über die Topinamburmischung geben und servieren.

### Mairüben-Pastinaken-Pasta

▸ fein und leicht

*Für 4 Personen*

300 g Pasta
100 g Champignons
1 Zwiebel
2 Mairüben
1 Pastinake
1 EL Butterschmalz
200 ml Gemüsebrühe
Salz, Pfeffer
Muskat
125 ml Sahne
1 EL frisch gepresster Zitronensaft
3 EL Mairübenblättchen

Die Pasta nach Packungsangabe zubereiten. Inzwischen die Champignons putzen und in Scheiben schneiden. Die Zwiebel abziehen und fein würfeln. Die Mairüben schälen und grob raspeln. Die Pastinake schälen und würfeln. Das Butterschmalz erhitzen, Zwiebel und Pastinake darin dünsten, mit der Gemüsebrühe ablöschen. Pilze und Mairüben hinzugeben. Zugedeckt 5 Minuten köcheln lassen. Salzen und pfeffern, mit Muskat würzen. Zuletzt die Sahne und den Zitronensaft unterrühren. Die Mischung über die Pasta geben und mit den Mairübenblättchen garniert servieren.

## Steckrüben-Joghurt-Snack

▸ leicht und erfrischend

*Für 4 Personen*

300 g Steckrübe
300 g Naturjoghurt
3 EL Sonnenblumenöl
1 TL Ahornsirup
1 kleiner Apfel
1–2 TL Zitronensaft
4 EL Sonnenblumenkerne

Die Steckrübe schälen, raffeln und in den Naturjoghurt geben. Mit Sonnenblumenöl und Ahornsirup verrühren. Den Apfel schälen, würfeln, mit etwas Zitronensaft beträufeln und zu dem Joghurt geben. Den restlichen Zitronensaft hinzufügen und verrühren. Die Sonnenblumenkerne in einer trockenen Pfanne leicht anrösten. Den Joghurt auf Schälchen verteilen und mit den Sonnenblumenkernen garniert servieren.

### Steckrüben-Lauch-Curry

▸ wärmend und nahrhaft

*Für 4 Personen*

600 g Steckrüben

1 EL Rapsöl

2 TL Currypulver

300 ml Gemüsebrühe

1 TL Rosinen

200 g Lauch

1 kleiner Apfel

1 EL Speisestärke

3 EL saure Sahne

Salz, Pfeffer

Die Steckrüben schälen, in Stäbchen schneiden und in dem Öl anschwitzen. Das Currypulver darübergeben, mit der Gemüsebrühe ablöschen. Die Rosinen hinzufügen und alles ca. 10 Minuten köcheln lassen. Die Steckrübenstäbchen sollen fast gar sein.

Den Lauch putzen, waschen und in Ringe schneiden. Den Apfel schälen und in Spalten schneiden. Lauch und Apfel zu den Steckrüben geben und alles weitere 5–10 Minuten köcheln lassen. Die Speisestärke in die saure Sahne einrühren, das Curry damit binden und mit Salz und Pfeffer abschmecken.

### Stielmus-Pasta

▸ herzhaft und sättigend

*Für 4 Personen*

400 g Pasta

1 kg Stielmus

2 Knoblauchzehen

3 große Tomaten
2 getrocknete Chilischoten
6 EL Olivenöl
einige Basilikumblätter
Salz, Pfeffer
gehobelter Parmesan

Die Nudeln nach Packungsangabe kochen. Währenddessen das Stielmus waschen und putzen. Die Stiele in kleine Stücke schneiden, die Blätter grob hacken. Wenn die Nudeln fast gar sind, die Stiele dazugeben, eine Minute später die Blätter und für 30 Sekunden mitkochen. Abschütten und etwas Nudelwasser beiseitestellen.

Den Knoblauch abziehen und fein hacken. Die Tomaten häuten und würfeln. Die Chilischoten fein hacken. Alles in dem Olivenöl erhitzen, einige Basilikumblätter dazugeben, beiseitestellen. Pasta und Stielmus mit der Olivenölmischung in eine große Schüssel geben. Alles gründlich vermischen, dabei etwas von dem Nudelwasser angießen. Die Pasta mit Salz und Pfeffer würzen, etwas Parmesan darübergeben und servieren.

## Desserts

### Pastinaken-Zitronen-Cashew-Dessert

- vegan

*Für 4 Personen*

400 g Pastinaken
1 Vanilleschote
30 ml Cashewdrink (ungesüßt)

2 EL Cashewmus
Salz
2 Biozitronen
Cashewkerne zum Garnieren

Die Pastinaken schälen, fein würfeln und in 15–20 Minuten weich kochen. Abgießen und abkühlen lassen. Die Vanilleschote längs halbieren, das Mark auskratzen und zu den Pastinaken geben. Cashewdrink, Cashewmus und Salz dazugeben, zugedeckt kalt stellen.

Die Schale einer Zitrone fein abreiben, etwas Schale zum Garnieren beiseitelegen. Beide Zitronen auspressen. Pastinaken, Zitronenschale und -saft im Mixer pürieren. Die Vanilleschote aus der Flüssigkeit nehmen, Cashewdrink und Cashewmus zum Pastinakenpüree geben und nochmals fein pürieren. Die Creme in Schälchen füllen und kalt stellen. Mit Cashewkernen und abgeriebener Zitronenschale garniert servieren. Das Dessert schmeckt übrigens auch lauwarm sehr gut.

### Petersilienwurzel-Eis

▸ aromatisch, ein Geschmackserlebnis, erfrischend bei Hitze

*Für 4 Personen*

200 g Petersilienwurzel
250 ml Milch
250 ml Sahne
150 g Rohrohrzucker
50 g Glukosesirup
2 Eigelb
1 Ei

Die Petersilienwurzel schälen und in der Milch und der Sahne weich kochen. Zucker und Glukosesirup hinzufügen und gründlich untermischen. Die Eigelbe und das Ei dazugeben und im Wasserbad binden. Die Masse in die Eismaschine geben und nach Anweisung des Geräteherstellers gefrieren lassen. Alternativ einen Gefrierbehälter verwenden.

### Topinambur-Apfel-Creme

▸ erfrischend

*Für 4 Personen*

300 g Topinambur
300 g Äpfel
1 EL Zitronensaft
2 Blutorangen
40 g Walnüsse
2 EL Apfeldicksaft
2 EL Apfelsaft
20 ml Sahne
2 Minzeblätter

Den Topinambur putzen und fein raspeln. Die Äpfel schälen, in Stücke schneiden, mit etwas von dem Zitronensaft beträufeln, dann fein raspeln. Die Blutorangen filetieren. Die Nüsse fein hacken und in einer trockenen Pfanne leicht anrösten. Apfeldicksaft, Apfelsaft und restlichen Zitronensaft vermischen. Die Sahne steif schlagen, die Minzeblätter fein hacken. Alles außer den Nüssen und den Orangenfilets gründlich vermengen. Die Creme in vorbereitete Schälchen füllen und mit Orangenfilets sowie Nüssen garniert servieren.

# Backwaren, Brot und Aufstriche

## Gartenmeldebrot

▸ kräftig und herzhaft

*Für eine Kastenform (Länge 24 cm)*

500 g Weizenmehl
250 ml Milch
3 EL Zucker
30 g frische Hefe
60 g zerlassene Butter
1 Ei
Salz
150 g frische Melde
50 g frische Gartenkräuter
1 Kugel Mozzarella
2 EL Olivenöl
100 g Reibekäse

Das Mehl in eine Schüssel sieben, eine Mulde in der Mitte formen. Die Milch leicht erwärmen, den Zucker hineinrühren, die Hefe hineinbröckeln. Die Hefemischung in die Mulde füllen, vom Rand etwas Mehl darüberstreuen. Zugedeckt an einem warmen Ort 20 Minuten gehen lassen. Darauf achten, dass es keine Zugluft gibt.

Die zerlassene Butter, das Ei und etwas Salz zu dem Vorteig geben. Mit dem Knethaken des Mixers 10 Minuten kneten. Der Teig soll weich sein und nicht mehr kleben. Zu einer Kugel formen, in eine Schüssel legen, mit Mehl bestreuen und zugedeckt an einem warmen Ort 60 Minuten gehen lassen. Kräftig durchkneten.

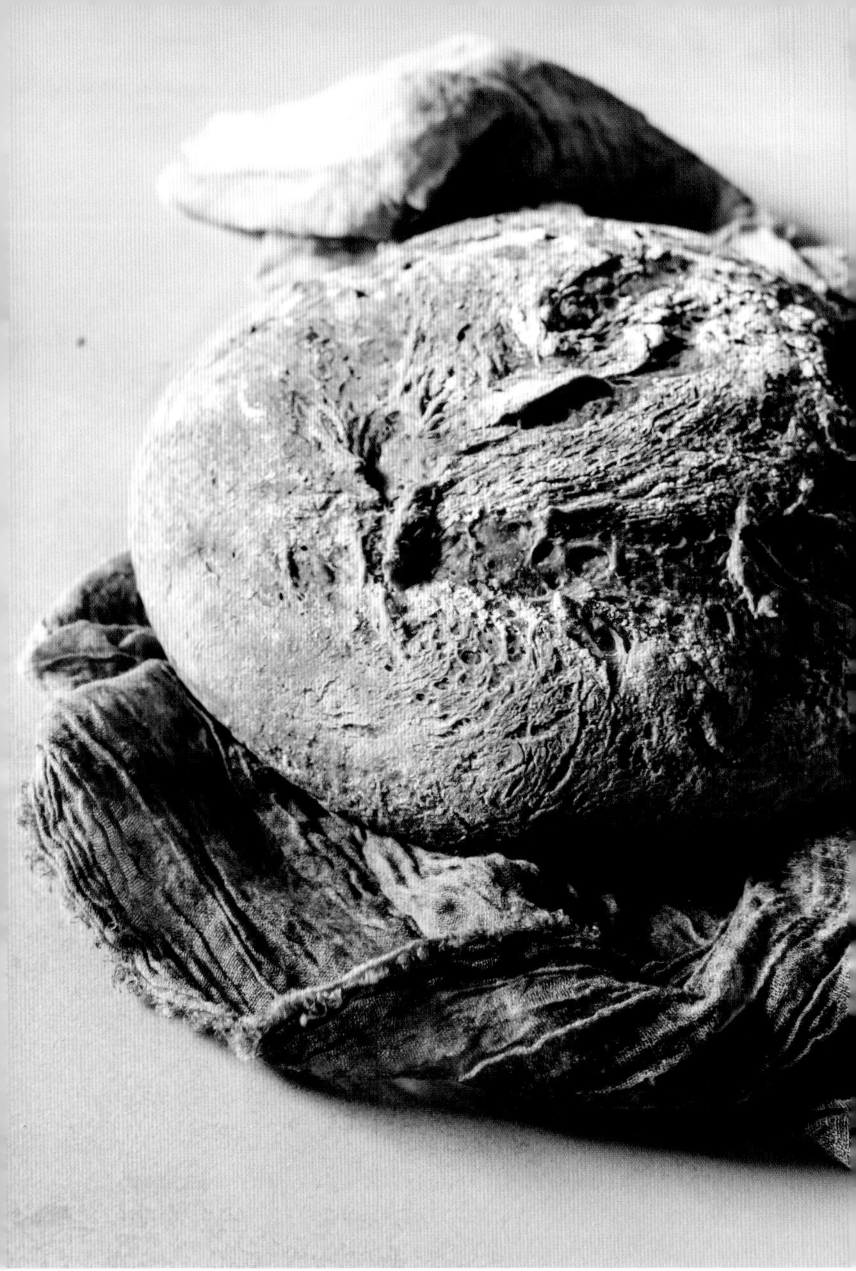

^ Immer eine gute Wahl: Selbstgebackenes Brot

Die Melde und die Gartenkräuter in feine Streifen schneiden. Den Mozzarella klein schneiden. Melde, Kräuter, das Olivenöl, etwas Salz und den Reibekäse gründlich vermischen.

Den Hefeteig 1 cm dick ausrollen. Die Meldemasse aufstreichen, gut verteilen und den Teig einrollen, gut festdrücken. In eine vorbereitete Kastenform geben und im vorgeheizten Ofen bei 180 °C 40 Minuten backen.

## Gelbe-Bete-Brot mit Walnüssen

▸ vegan und wohlschmeckend

*Für eine Kastenform (Länge 24 cm)*

200 g gekochte Gelbe Bete

½ Hefewürfel

200 ml lauwarmes Wasser

1 TL Zucker

500 g Mehl

2 TL Salz

1 EL Olivenöl

50 g Walnusskerne

Die Gelbe Bete pürieren und beiseitestellen. Die Hefe in dem Wasser auflösen, den Zucker einrühren, abgedeckt 15 Minuten ruhen lassen. Mehl und Salz mischen, Olivenöl, Hefemischung und Gelbe Bete dazugeben und gründlich verkneten. Die Walnusskerne unterheben und gut vermischen. Abgedeckt 60 Minuten ruhen lassen. Den Teig erneut kneten, zu einer Kugel formen und weitere 30 Minuten abgedeckt ruhen lassen. In eine Form geben und geben und den Teig mit einem Messer oben der Länge nach einschneiden. Im vorgeheizten Ofen bei 180 °C 30 Minuten backen.

## Pastinaken-Ingwer-Brötchen

▸ mild und bekömmlich

*Für 6 Brötchen*

250 g Pastinaken
275 g Mehl
2 TL Backpulver
Paprikapulver
Thymian (frisch oder getrocknet)
Salz
1 Stück Ingwer (1–2 cm)
2 Eier
3 EL Milch

Die Pastinaken schälen und reiben. Mehl und Backpulver vermischen, die Gewürze hinzufügen. Den Ingwer schälen und in die Masse reiben. Eier und Milch dazugeben, die geriebenen Pastinaken unterheben und alles gründlich vermischen, sodass ein glatter Teig entsteht. Brötchen formen und im vorgeheizten Ofen bei 180 °C 30 Minuten backen.

## Sauerteigbrot mit Weißkohl

▸ deftig und herzhaft

*Für 1 Laib*

100 g Weißkohl
1 Zwiebel
2 Knoblauchzehen
Öl zum Anbraten
Salz, schwarzer Pfeffer
1 EL Petersilie
200 g Weizenvollkornmehl

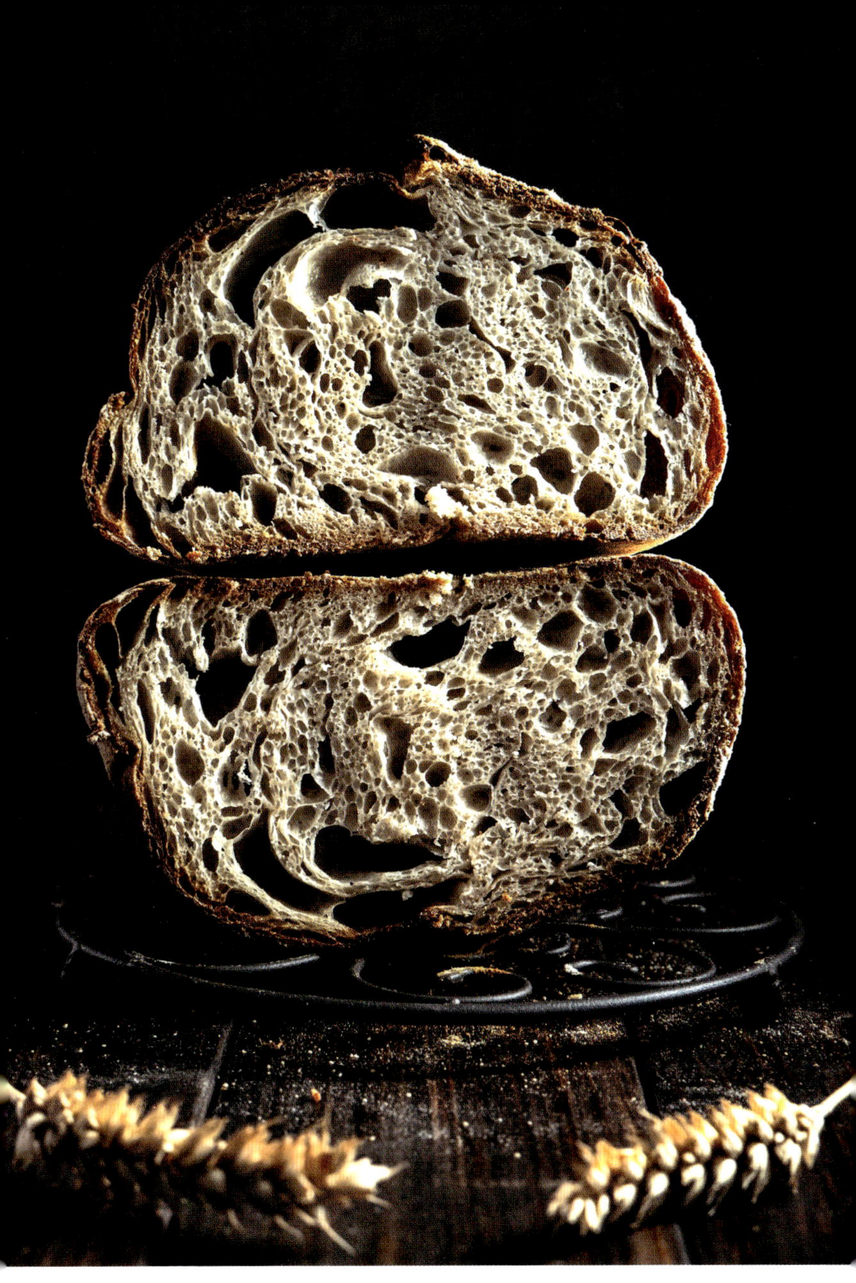

^ Sauerteigbrot bleibt besonders lange frisch.

200 g Roggenvollkornmehl
200 g Sauerteig
1/3 Hefewürfel
Meersalz
2 EL Agavendicksaft
300 ml lauwarmes Wasser
2 EL Öl
1 EL Gartenkräuter

Weißkohl, Zwiebel und Knoblauch klein schneiden. Das Öl erhitzen, nacheinander die Zwiebel, den Knoblauch und den Weißkohl hineingeben. Alles kurz anbraten, mit Salz, Pfeffer und Petersilie würzen, beiseitestellen.

Beide Mehle, Sauerteig, Hefe, Salz, Agavendicksaft, Wasser, das Öl und die Gartenkräuter vermischen. Die Weißkohlmischung unterheben, alles mit Mehl bestreuen und abgedeckt an einem warmen Ort mindestens 60 Minuten gehen lassen. Das Volumen soll sich verdoppeln. Den Teig erneut gründlich durchkneten. In eine vorbereitete Form füllen und abgedeckt weitere 2 Stunden gehen lassen.

Das Brot im vorgeheizten Backofen bei 200 °C 15 Minuten backen, anschließend bei 180 °C 45 Minuten backen.

### Topinambur-Thymian-Brot

▸ aromatisch

*Für eine Kastenform (Länge 24 cm)*

500 g Topinambur
Salzwasser
1 Bund Thymian
Salz

500 g Dinkelmehl
20 g Hefe
125 ml Buttermilch

Topinambur in Salzwasser weich kochen (ca. 20 Minuten). Den Thymian waschen, trocken schütteln, die Blättchen von den Zweigen streifen. Salz und Dinkelmehl mischen, die Blättchen unterheben. Den Topinambur abpellen, mit der Hefe und der Buttermilch mischen und pürieren. Die Mehl-Salz-Mischung nach und nach unterkneten. Abgedeckt an einem warmen Ort 30 Minuten gehen lassen.

Backofen vorheizen. Den Teig in eine vorbereitete Kastenform geben und bei 220 °C für 15 Minuten backen, dann bei 200 °C weitere 35 Minuten backen.

### Herzhafte Roter-Meier-Waffeln

▸ pikant und würzig

*Für 4 Personen*

100 g Roter-Meier-Blätter
1 rote Paprika
1 kleine Zwiebel
1 Knoblauchzehe
150 g Butter
4 Eier
250 g Mehl
1 TL Backpulver
Salz
125 ml Gemüsebrühe
Pfeffer

Die Blätter in feine Streifen schneiden. Die Paprika waschen, entkernen und fein hacken. Die Zwiebel abziehen und fein hacken. Die Knoblauchzehe abziehen und pressen. Butter und Eier schaumig schlagen, das Mehl mit Backpulver und Salz unterheben. Gemüsebrühe angießen, bis ein glatter Teig entsteht. Roter-Meier-Blätter, Paprika, Zwiebel und Knoblauch untermischen, etwas pfeffern und alles gründlich verrühren. Den Teig 30 Minuten im Kühlschrank ruhen lassen, dann portionsweise im Waffeleisen ausbacken.

## Gelbe-Bete-Walnusskuchen

▸ köstlich

*Für eine Springform (Ø 26 cm)*

2 EL loser Earl-Grey-Tee
5 EL kochendes Wasser
350 g Gelbe Bete
2 EL Öl
250 ml Walnussöl
230 g Rohrohrzucker
4 Eier
180 g Dinkelmehl
100 g geriebene Walnüsse
½ Pck. Weinsteinbackpulver
1 TL gemahlene Vanille
¼ TL Salz
Puderzucker zum Bestäuben

Die Teeblätter leicht mörsern, in eine Schüssel geben und das Wasser angießen. Abgedeckt beiseitestellen. Die Gelbe Bete schälen, grob reiben und sofort das Öl dazugeben. Den Backofen auf 180 °C vorheizen. Walnussöl und Zucker verquirlen, bis sich der Zucker vollständig aufgelöst hat. Die Eier einzeln dazugeben und verquirlen, bis eine helle Masse entsteht. Den Tee mit dem Wasser, das noch nicht aufgesogen wurde, dazugeben.

Mehl, geriebene Walnüsse, Backpulver, Vanille und Salz gut vermischen. Diese Mischung mit der Walnussöl-Eier-Mischung und den Gelben Beten verrühren und den Teig in eine mit Backpapier ausgekleidete Springform füllen. Bei 180 °C ca. 60 Minuten backen. Den Kuchen vor dem Servieren mit Puderzucker bestäuben.

## Gelbe-Bete-Aufstrich

▸ vegan;
zu Brot oder gebackenen Kartoffeln

*Für 2 Gläser à 150 ml*

250 g Gelbe Bete
1 EL Sesam
1 Stück Ingwer (1–2 cm)
1 Knoblauchzehe
3 EL Olivenöl
1 EL Apfelessig
1 EL Honig
Salz, Pfeffer

Die Gelbe Bete gar kochen (ca. 45 Minuten). Abkühlen lassen, schälen und würfeln. Den Sesam in einer trockenen Pfanne leicht anrösten. Den Ingwer schälen und reiben. Den Knoblauch abziehen und hacken. Knoblauch, Sesam, Olivenöl, Apfelessig, Honig und geriebenen Ingwer gründlich vermischen, mit Salz und Pfeffer abschmecken. Die Gelbe-Bete-Würfel dazuge-

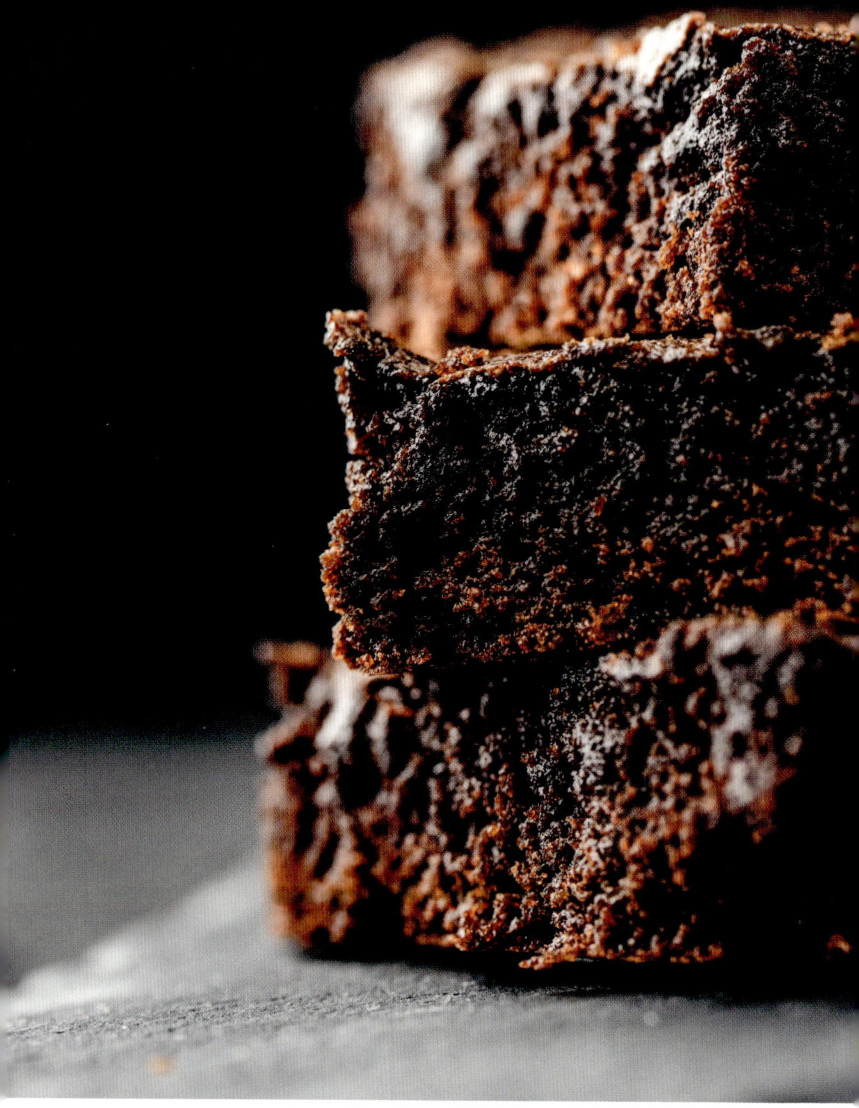

^ Schokokuchen mit Pastinaken ist extra saftig.

ben und leicht pürieren. Den Aufstrich in vorbereitete Gläser füllen. Im Kühlschrank gelagert, ist der Aufstrich 2–3 Wochen haltbar.

## Pastinaken-Schokokuchen

▸ saftig und wärmend

*Für eine Springform (Ø 26 cm)*

350 g Pastinaken
60 g Walnüsse
150 g Zartbitterschokolade
4 Eier
250 g Rohrohrzucker
Salz
100 ml Kürbiskernöl
150 ml Sonnenblumenöl
200 g Mehl
3 TL Backpulver
20 g Kakaopulver
1 TL geriebener Ingwer

Den Backofen auf 180 °C vorheizen. Die Pastinaken schälen und sehr fein raspeln. Die Walnüsse fein mahlen. Die Schokolade hacken. Die Eier mit dem Zucker und dem Salz zu einer hellgelben, schaumigen Masse aufschlagen. Kürbiskern- und Sonnenblumenöl angießen und alles gut verrühren. Mehl, Backpulver, Kakaopulver und Ingwer mischen und unterheben. Pastinakenraspel, Walnussmehl und Schokolade dazugeben und alles gründlich vermischen. Den Teig in eine vorbereitete Springform füllen und bei 180 °C 45 Minuten backen.

## Petersilienwurzelcreme

▸ vegan; zu Brot oder Pasta

*Für 2 Gläser à 200 ml*

300 g Petersilienwurzel
Meersalz
2 TL Sojasoße
3 TL Hefeflocken
1 TL Senf
3 EL Olivenöl
2 EL Margarine
1 EL Agavendicksaft
4 EL Hafersahne
Pfeffer
½ Knoblauchzehe

Die Petersilienwurzel schälen, in grobe Stücke schneiden und in kochendem Salzwasser 15–20 Minuten weich garen. Zusammen mit den anderen Zutaten fein pürieren und in vorbereitete Gläser füllen. Im Kühlschrank gelagert, ist die Petersiliencreme ca. 1 Woche haltbar.

## Pastinaken-Nuss-Aufstrich

▸ vegan, nährstoffreich; zu Brot

*Für 2 Gläser à 250 ml*

400 g Pastinaken
70 g Walnusskerne
1 EL Öl
1 TL Misopaste
Salz, Pfeffer
½ Bund Petersilie

Die Pastinaken schälen, in grobe Stücke schneiden und zugedeckt weich garen. Die Walnusskerne in einer trockenen Pfanne leicht anrösten. Pastinaken, Walnüsse, Öl und Misopaste zu einer cremigen Masse pürieren. Mit Salz und Pfeffer abschmecken. Die Petersilie waschen, trocken schütteln, die Blätter abzupfen und fein hacken. Zu dem Aufstrich geben, gründlich vermischen und 1 Stunde ziehen lassen. Der Aufstrich ist im Kühlschrank ca. 1 Woche haltbar.

# Smoothies

### Gartenmelde-Smoothie

▸ herzhaft

*Für 2 Personen*

50 g Gartenmeldeblätter

Innenblätter eines Römersalats

½ grüne Paprika

3 Tomaten

½ Staudensellerie

Saft von ½ Zitrone

Salz, Pfeffer

Eiswürfel nach Belieben

Gartenmelde- und Römersalatblätter zerkleinern. Die Paprika entkernen und würfeln. Die Tomaten abziehen und würfeln. Den Staudensellerie putzen und klein schneiden. Alles in einen Mixer geben, den Zitronensaft, Salz und Pfeffer hinzufügen und fein pürieren. Nach Belieben den Smoothie mit Eiswürfeln servieren.

## Gelbe-Bete-Smoothie

▸ mild und süß

*Für 2 Personen*

½ Gelbe Bete

½ Tasse Beeren (frisch oder TK-Ware)

1 Dattel

¼ Banane

½ Tasse Wasser

Alle Zutaten im Mixer fein pürieren. Bei Verwendung von frischen Beeren 1–2 Eiswürfel hinzugeben.

## Guter-Heinrich-Smoothie

▸ erfrischend

*Für 2 Personen*

20 g Guter-Heinrich-Blätter

200 ml Wasser

1 TL Zitronensaft

80 g Heidelbeeren (frisch oder TK-Ware)

1 TL Honig

1 TL Chiasamen

Alle Zutaten im Mixer fein pürieren. Bei Verwendung von frischen Beeren 1–2 Eiswürfel hinzugeben.

## Pimpinelle-Smoothie

▸ Vitaminbombe

*Für 2 Personen*

50 g Pimpinelle

2 Kiwis, geschält

2 Bananen, geschält
200 ml Wasser
1–2 Eiswürfel nach Bedarf

Alle Zutaten im Mixer fein pürieren. Wer es flüssiger mag, gibt 1–2 Eiswürfel in den Smoothie.

## Portulak-Smoothie

▸ Energiedrink

*Für 2 Personen*

80 g Portulak
80 ml Orangensaft
1 Stück Ingwer (1–2 cm)
½ Papaya
½ Kiwi
½ Banane
½ Bioorange
1–2 Eiswürfel nach Bedarf

Den Portulak waschen, verlesen, mit dem Orangensaft und dem geschälten Ingwer fein pürieren. Die Papaya entkernen, das Fruchtfleisch in grobe Stücke schneiden und pürieren. Die Kiwi und die Banane schälen, in Stücke schneiden und ebenfalls pürieren. Die Pürees gut vermischen, dann auf zwei Gläser verteilen. Die Orange mit Schale in Scheiben schneiden und die Gläser damit dekorieren. Je nach Bedarf 1–2 Eiswürfel in die Gläser geben.

## Roter-Meier-Smoothie

▸ nahrhaft und sättigend

*Für 2 Personen*

1 Apfel

1 Banane

Fruchtfleisch von ¼ Avocado

50 g Roter-Meier-Blätter

Saft von 1 Orange

1 Stück Ingwer (1–2 cm)

200 ml Wasser

Eiswürfel nach Belieben

Den Apfel und die Banane schälen und kleiner schneiden. Alle Zutaten im Mixer fein pürieren. Nach Belieben den Smoothie mit Eiswürfeln servieren.

# Literatur

Achtner-Theiss, Elke; Kumm, Sabine: Alte Gemüsesorten. Von der Ackerbohne bis zur Zuckerwurzel, Anaconda Verlag, 2015

Bartha-Pichler, Brigitte; Zuber, Markus: Haferwurzel und Feuerbohne. Alte Gemüsesorten – neu entdeckt, AT Verlag, 2002

Brechbühl, Beat; Pedrazzetti, Franca; Serena: Das Lexikon der alten Gemüsesorten. 800 Sorten – Geschichte, Merkmale, Anbau und Verwendung in der Küche, AT Verlag, 2. Auflage 2014

Meyer-Rebentisch, Karen: Das Gemüse-Buch. Arten, Sorten, Anbau, Küchentipps, BLV Buchverlag, 2018

Reinhard, Ursula: Gemüseschätze: selbst anbauen und genießen. Alte Gemüsesorten neu entdeckt, Kosmos Verlag, 2015

Sperl, Ina: Die Vielfalt kehrt zurück. Alte Gemüsesorten nutzen und bewahren, Verlag Eugen Ulmer, 2013

Steinberger, Bärbel: Altes Gemüse – neuer Geschmack! Sorten, Geschichte, Rezepte, BLV Buchverlag, 2012

Wehnert, Felicitas: Unsere Gartenschätze im Südwesten. Geschichten um alte Obst- und Gemüsesorten, Belser Verlag, 2018

Weidenweber, Christine: Raritäten im eigenen Garten. Alte Gemüsesorten und Wildkräuter selbst anbauen, Cadmos Verlag, 2012

## Informative Webseiten

https://biologischevielfalt.bfn.de
https://www.geo.de/natur/nachhaltigkeit
http://www.hortipendium.de
https://www.nabu.de
https://www.saat-und-gut.de